宫颈/阴道液基细胞学图谱

GONGJING YINDAO YEJI XIBAOXUE TUPU

（第2版）

郑 英◎主 编

王春萍 刘玉玲 赵 虎◎副主编

河南科学技术出版社

·郑州·

图书在版编目（CIP）数据

宫颈/阴道液基细胞学图谱/郑英主编.—2版.—郑州：河南科学技术出版社，2016.8（2018.3重印）

ISBN 978-7-5349-8111-1

Ⅰ.①宫… Ⅱ.①郑… Ⅲ.①子宫颈疾病-细胞诊断-图谱②阴道疾病-细胞诊断-图谱 Ⅳ.①R711.740.4-64②R711.730.4-64

中国版本图书馆CIP数据核字（2016）第100863号

出版发行 河南科学技术出版社

地址：郑州市经五路66号　邮编：450002

电话：（0371）65737028　65788634

网址：www.hnstp.cn

策划编辑：马艳茹

责任编辑：李　林

责任校对：柯　姣

封面设计：张　伟

版式设计：孙　嵩

责任印制：朱　飞

印　　刷：河南瑞之光印刷股份有限公司

经　　销：全国新华书店

幅面尺寸：185 mm×260 mm　印张：9.25　字数：177千字

版　　次：2016年8月第2版　　2018年3月第2次印刷

定　　价：198.00元

作者简介

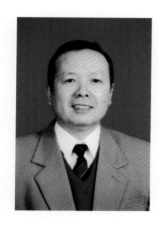

郑英，男，郑州大学第二附属医院妇产科教授、主任医师、硕士研究生导师。1963年毕业于河南医学院医学系，毕业后留校从事妇产科临床、教学、科研工作至今。曾担任《中国实用妇科与产科杂志》常务编委、《现代妇产科进展》和《河南肿瘤学杂志》编委、中华医学会河南分会委员、河南省抗癌协会妇科肿瘤委员会副主任。

科研方向为妇科肿瘤，重点研究方向为宫颈癌病因及手术方法改进；卵巢癌化疗、手术；滋养细胞肿瘤化疗方案改进。独创的经内踝上集合淋巴管盆腔淋巴造影术，不仅容易操作，还大大缩短了手术时间。在国内率先开展了年轻宫颈癌患者卵巢移植术和卵巢移位术，取得了很好的效果并在国内推广应用；同时，还对胎儿卵巢移植的基础理论和可行性进行了深入细致的研究，为胎儿卵巢移植奠定了理论基础。郑英设计的治疗滋养细胞肿瘤的VCM方案具有效果好、显效快、不良反应小、费用低等优点，深受患者欢迎。近年来的研究方向是宫颈癌的年轻化趋势，特别是HPV感染与宫颈癌的关系研究，首先在国内参与研究出了HPV基因片，获得河南省科技进步二等奖并取得国家专利。郑英对细胞学检查和阴道镜检查倾注了很多精力，并积累了丰富的临床经验和许多珍贵的图片资料。先后举办了十余期细胞学学习班，培养了一批阴道脱落细胞学专业人员。1998年出版了国内第一部内容比较详尽、图片真实完美的《阴道镜图谱》。

多年来承担有雌酮水平与宫颈癌病因、脐血干细胞治疗妇科肿瘤、HPV基因芯片研究等多项科研课题，获河南省科技进步二等奖四项、三等奖七项。出版《阴道镜图谱》《妇产科病最新治疗》《宫颈疾病》等五部专著。在国家级及省级杂志发表论文五十余篇。

第2版前言

液基薄层细胞学检测技术简称TCT，该技术诞生于20世纪90年代，欧美等国率先将其应用于妇科细胞学检查。国内从2001年开始进行液基细胞学筛查宫颈癌的研究，该项技术发展迅速，被称为一场细胞学制片技术的革命。

由于巴氏涂片含有较多的血液、黏液及白细胞，常使图片背景模糊，存在假阳性和假阴性率高等缺点。TCT解决了巴氏细胞涂片细胞丢失率高、涂片质量差等技术难题，使宫颈癌的阳性检出率明显得到提高，为宫颈癌的早期诊断做出了重大贡献。TCT是宫颈癌最好的筛查方法之一，是一项非常值得推广应用的临床检测技术。

《宫颈/阴道液基细胞学图谱》自2009年出版以来深受广大读者的喜爱，得到了读者的认可。光阴荏苒，时隔7年，我们积累了更加丰富的经典宫颈细胞涂片及制/阅片经验。应广大读者的邀请，我们对第1版进行了修改，使其更加适合病理科和妇产科医生阅读。

再版图谱内容丰富，图片清晰，色彩艳丽，页面设置更符合现代读者的需求，是病理科和妇产科医生应读的参考书之一。由于医学理论和诊断技术的飞速发展，书中若有不足或疏漏，望同道指正。

作者
2016年4月

第1版前言

自从希腊医生帕帕尼科拉乌（Papanicolaou）把细胞学检查应用于宫颈癌早期诊断以后，阴道细胞学检查已有70多年历史，它的出现为子宫颈癌的早期诊断提供了有力的支持，大大提高了子宫颈癌的早期诊断率，降低了死亡率。在以后的几十年中，巴氏涂片一直是全世界公认的检查方法，功不可没。但随着科学的发展、技术的进步，更为先进的制片技术和细胞学诊断标准相继问世，为细胞学的发展带来了更好的发展前景。

20世纪90年代，美国Cytyc公司率先推出了液基薄层细胞制片技术，它的出现使细胞涂片质量发生了飞跃性的变化，不仅提高了异常细胞检出率，还明显降低了漏诊率。近年来细胞学诊断术语也日臻完善，2001年几经修改的Bethesda诊断标准使细胞学的诊断分级更加明确，所规定的术语更加客观、准确，与病理术语更贴近和便于互相交流。

宫颈癌是妇科常见恶性肿瘤，特别是近年来宫颈癌年轻化趋势明显，严重威胁妇女的健康和生命。因此，早期发现、早期诊断、早期治疗显得更为重要，尤其是在宫颈上皮内瘤变阶段发现其治疗效果更好。由于宫颈／阴道细胞学检查是发现上皮内瘤变的首选方法，所以妇产科医生必须熟悉和掌握。细胞学检查不只用于癌症筛查，它也可以通过阴道上皮细胞的形态变化准确地反映出体内女性激素水平的变化规律，是评估女性激素水平的简单而有效的方法。

全书共分五章，不仅系统地介绍了宫颈／阴道液基细胞学的基本知识，还对标本采集、制片方法、诊断标准、影响正确诊断的因素等做出了详尽的说明和分析，其中也包括我们多年的经验和体会。书中共精选彩色照片180余幅，全部图片都是我们自己拍摄的，其中既有正常细胞的图像，也有异常细胞的图像，力争做到深入浅出、图文并茂。

本图谱是妇产科医生及宫颈／阴道细胞学专业人员的一本参考书。鉴于水平所限，在文字描述或图像取舍方面难免有疏漏之处，诚望同道雅正。

作者
2008年2月

目录

第一章
女性生殖系统解剖生理

第一节　女性生殖系统解剖

女性生殖系统包括内生殖器和外生殖器两大部分，和内、外生殖器密切相关的部分是骨盆。

一、外生殖器

外生殖器是指向外裸露的部分，通常又称为外阴，它包括上起耻骨联合下至会阴，两侧达股部之间的组织，分阴阜、大阴唇、小阴唇、阴蒂、阴道前庭五部分。

（一）阴阜

阴阜是耻骨联合前隆起的脂肪垫，青春期后表面开始生长阴毛，是第二性征发育的表现。

（二）大阴唇

大阴唇是靠近股内侧的一对皮肤皱襞，上起自阴阜，下会合于会阴，内有很厚的皮下脂肪和丰富的血管、神经。未婚时双侧大阴唇相互靠拢，遮盖尿道口和阴道口，经产妇的大阴唇向两侧分开，阴道口被暴露。青春期大阴唇丰满，表面被覆阴毛，绝经后萎缩，阴毛变稀少。

（三）小阴唇

小阴唇是大阴唇内侧的一对薄皱襞，表面湿润，褐色无毛，内含丰富的神经末梢，极为敏感。两侧小阴唇的前端相互融合形成阴蒂包皮和阴蒂系带，包绕阴蒂。小阴唇的后端与大阴唇后端会合形成阴唇系带。

（四）阴蒂

阴蒂位于双侧小阴唇上方合拢处，内有丰富的血管神经，有与男性阴茎海绵体相似的组织，具有勃起性。它由阴蒂头、阴蒂体、两个阴蒂脚组成。阴蒂头裸露可见，直径6～8 mm。

（五）阴道前庭

阴道前庭为两侧小阴唇之间的菱形区，其前为阴蒂、后为阴唇系带。在此区域内，前方为尿道外口，后方为阴道口。阴道前庭内包含有前庭球、前庭大腺、尿道外口、阴道口及处女膜。

二、内生殖器

内生殖器是指生殖器的内藏部分，包括阴道、子宫、输卵管和卵巢。后两者常被称为附件。

（一）阴道

阴道位于骨盆的中央，是性交器官及月经血排出和胎儿娩出的通道。阴道壁由黏膜、肌层和纤维层构成。其上端包绕宫颈，下端开口于阴道前庭后部；前壁与膀胱、尿道相接，后壁与直肠相邻。阴道上端顶部环绕子宫颈的部分称为阴道穹，分前、后、左、右四部分。后穹较深，是宫颈或阴道分泌物潴留的地方，它的顶端与子宫直肠凹陷相连。由此部位穿刺可对一些妇科疾病做出诊断。阴道黏膜被覆复层鳞状上皮，无腺体。阴道黏膜受雌激素影响而发生周期变化，生殖年龄黏膜厚而有弹性，幼女及绝经后妇女阴道黏膜菲薄，容易发生创伤或感染。

（二）子宫及子宫颈的组织学特征

1.子宫体

（1）子宫内膜的组织结构：从子宫颈的上口开始，覆盖整个子宫腔的上皮，称为子宫内膜。子宫内膜由一层结缔组织和一层单层柱状上皮构成，对卵巢分泌的激素特别敏感，具有极大的再生能力，子宫体和子宫颈交界的子宫峡部所被覆的是过渡上皮。近子宫颈部分其形态接近子宫颈内膜，没有子宫内膜那样明显的周期变化。

在月经周期中（以28 d计算），卵泡期子宫内膜主要受雌激素的作用，子宫内膜的上皮和间质细胞增生，称为增生期（约占周期的前14 d）。至黄体形成后，孕酮（又称黄体酮）的作用使内膜呈分泌反应，称为分泌期（占周期的后一半）。增生期与分泌期的变化为子宫内膜近宫腔层在周期中所表现的现象。子宫内膜的致密层和海绵层共同称为子宫内膜的功能层，月经时坏死脱落。靠近子宫肌层的内膜，称为子宫内膜的基底层，这层中的腺体短而直，小动脉亦短。基底层不受月经周期中激素变化的影响，也不随月经期中的激素变化而脱落。功能层脱落后，新的内膜又自此层再生。

（2）老年性子宫内膜的特点：绝经后，卵巢功能衰退，刺激子宫内膜正常发育的雌激素和孕激素消失，因而子宫内膜萎缩变薄，表面上皮扁平，腺体小，腺腔狭窄，间质纤维化加剧。这种老年性子宫内膜易感染，形成老年性子宫内膜炎及点状溃疡，有时会发生少量出血。

有的人绝经后卵巢或肾上腺皮质仍可产生少量雌激素，所以绝经后多年，子宫内膜仍可有增生表现。当雌激素水平降低时，子宫内膜便剥落出血。不过绝经后子宫内膜要注意与子宫内膜癌进行鉴别。

2.子宫颈

子宫颈主要由纤维弹性结缔组织构成，其中含有平滑肌、血管和弹性纤维等。子宫颈的阴道部分和阴道黏膜一样，为复层鳞状上皮覆盖，表面光滑。该上皮的生长、分化主要受卵巢所产生的雌激素的影响。复层鳞状上皮分基底层、中层、表层。其成熟顺序为基底层→中层→表层。细胞在分化过程中其形态发生了一系列变化，具体特征如下：细胞由小变大，由圆形、椭圆形逐渐变成多角形；细胞浆由嗜碱性变为嗜酸性，即由蓝染变为红染；细胞核则由大逐渐变小，核染色质由细颗粒变成粗颗粒，最后固缩；核浆比例也发生了明显变化。

（1）基底层细胞：细胞小而圆，直径12～15 μm，胞浆厚，嗜碱性，核居中，核内染色质为均匀的网状结构，胞浆与核的直径之比约为1∶1。这类细胞在正常育龄妇女的脱落细胞中少见，仅在严重炎症、上皮糜烂或溃疡中才出现。老年妇女及幼女，雌激素水平低，因上皮菲薄，底层细胞易暴露脱落，故在涂片中可见到。

（2）中层细胞：呈卵圆形、舟形或多边形，直径30～40 μm，胞浆与核的比例为1∶（5～6）。妊娠时，阴道上皮受孕激素的影响，中层细胞的舟形细胞特别多，因胞浆内糖原含量增多，核被挤于一侧，核周透亮，胞浆边缘增厚，当成群脱落时，细胞排列呈"砖砌状"，较易识别。

（3）表层细胞：细胞扁平，呈多边形或方形，有时边缘皱褶，细胞直径为40～50 μm。

子宫颈管黏膜呈多数直行皱襞，表面为高柱状上皮细胞，有纤毛，细胞核常位于细胞底部。黏膜层有黏液腺，其腺体呈葡萄状，分支深入基质，能分泌少量碱性黏稠液体。此液体平时形成黏液栓，能防止细菌侵入，排卵期变得稀薄，以利于精子通过。子宫颈的间质是致密的结缔组织，由小圆形或卵圆形细胞组成，互相密集，有许多梭形细胞。子宫颈阴道部表面的复层鳞状上皮和子宫颈管内的柱状上皮在子宫口处分界。此处是子宫颈癌的好发部位。

3.性激素对阴道上皮细胞的影响

阴道的复层鳞状上皮，尤其是阴道上段的上皮，其生长、分化、脱落直接受性激素的影响，包括生长的速度、糖原的形成及黏液的分泌等。

（1）雌激素：对阴道上皮的作用主要是使各层细胞增生，促使底层细胞向中层细胞分化，中层细胞向表层细胞分化，最终脱落。在各层细胞发展的过程中，细胞核的结构，亦从疏松的网状成为致密紧缩，细胞浆从厚到薄，染色从嗜碱性到嗜酸性。不同的年龄、月经周期中的不同阶段，由于雌激素的水平不一致，脱落的阴道上皮亦随之而有不同的表现。临床上可以通过脱落阴道上皮的不同表现了解卵巢功能。

（2）孕激素：雌激素水平低落时，孕激素对阴道上皮有轻度的增生作用，但只能发育到中层细胞。在高雌激素水平时，孕激素的作用是限制上皮角化并大量脱落。阴道涂片表现以中层细胞为主，且成群聚集，有卷边及皱褶，细胞内富于糖原，黏液亦增多。

（3）雄激素：正常情况下女性体内雄激素水平甚低，不影响阴道上皮的变化，但当大剂量雄激素治疗时，则对阴道上皮的作用类似孕激素。

4.妊娠期子宫颈的变化

如上所述，子宫颈由结缔组织的间质、腺体及子宫颈阴道部的复层鳞状上皮组成。这三种成分皆受妊娠的影响。妊娠期间，间质血管明显增多，子宫颈出现白细胞浸润，部分间质细胞发生蜕膜反应。同时，子宫颈腺体数目增多，腺腔大小及弯曲度增加，腺体上皮增厚，分泌功能亢进，腺腔内充满黏液。腺体上皮集合成堆，出现腺瘤样增殖。宫颈外翻，腺上皮暴露，在子宫颈管柱状上皮处出现复层鳞状上皮，即发生鳞状上皮化生。同时，子宫颈阴道部的复层鳞状上皮也增厚，血管增加，其基底细胞活跃，厚度可达复层鳞状上皮的一半。有的涂片还可发现核异质现象。上述变化导致妊娠期间宫颈充血、变软、体积增大，分泌物增多，这些变化均属生理范围，大多数在妊娠终止后即自行消退。

5.子宫颈的解剖

子宫颈是子宫下面较窄的部分，呈圆柱状，长为2.5～3 cm。以阴道顶端为界，将子宫颈分为子宫颈阴道上部和子宫颈阴道部两部分。两者长度几乎相等。子宫颈阴道上部的前面与膀胱、两侧与主韧带相连，后面被盆腔腹膜覆盖，其腹膜延续到阴道后壁，最后反折到直肠上面。子宫颈阴道部位于阴道内，做窥器检查时可以暴露。子宫颈分前后两唇，后唇略长，其中间为子宫口。子宫口的形状，青春期和未产妇为平滑的圆孔，经产妇或由于其他损伤则变为横裂。

子宫颈的内腔称为子宫颈管，呈梭形，前后扁平，中1/3轻度膨隆，最宽的部分直径为7 mm，峡部直径约为4 mm。

（三）输卵管

输卵管是一对细长而弯曲的管，内侧与子宫角相通，外端呈游离状而与卵巢相近，全长12～14 cm。输卵管是卵子和精子相遇的场所，受精卵在输卵管内运动到子宫腔着床。输卵管可分为四部分，即子宫部、峡部、壶腹部和漏斗部，输卵管伞为输卵管漏斗部的末端。输卵管壁由三层组织组成，内层为黏膜层，由单层高柱状上皮组成。上皮细胞又分为纤毛细胞和无纤毛细胞。输卵管肿瘤的脱落细胞经宫腔和颈管排出，也可在阴道分泌物中收集到。

（四）卵巢

卵巢是一对扁圆形的性腺，产生卵子和性激素。青春期前，卵巢表面光滑，青春期后卵巢开始排卵，逐渐变得凸凹不平。成年妇女卵巢约4 cm×3 cm×1 cm大小，重5～6 g，呈灰白色，绝经后，卵巢逐渐萎缩变小。

卵巢表面无腹膜，由立方上皮覆盖，称为生发上皮，其内有一层纤维组织，称为白膜。卵巢分为皮质和髓质两部分。皮质在外层，含有数以万计的卵泡；髓质含有疏松结缔组织及丰富的血管、淋巴管、神经等。髓质内无卵泡。

第二节　女性生殖系统生理

女性生殖系统在人体内具有重要作用，在妇女一生中不同时期都保持着不同的生理特点，这些生理特点不仅决定着女性特征的变化，也和其他系统的功能息息相关。

一、妇女一生各时期的生理特点

1.新生儿期　出生后4周内为新生儿期，女性胎儿在母体内受母体性腺和胎盘分泌的雌激素影响，子宫、卵巢、乳房均有一定程度发育，出生后母体雌激素影响会逐渐消失。出生后女性新生儿会出现乳房肿大，甚至有乳汁分泌，个别新生儿阴道会有少量血性分泌物。这些都是生理现象，不需要处理，几天后会自然消失。

2.幼年期　出生后4周至12岁左右称为幼年期。10岁以前，主要是体格持续发育，生殖器仍处于幼稚状态，阴道狭长，壁薄而无皱襞，上皮细胞内缺乏糖原，阴道内酸度低，抗感染力弱，容易发生炎症。子宫小而宫颈较长，二者之比为2：3；输卵管弯曲细小；卵巢窄而长，卵泡虽能大量生长，但仅低度发育即萎缩、退化。10岁左右，卵巢内少量卵泡开始发育，女性特征逐渐显现。

3.青春期　从月经初潮至生殖器官逐渐发育成熟的时期称为青春期。这一时期的特点是身体及生殖器官迅速发育，第二性征形成，开始出现月经。此期下丘脑-垂体-卵巢性腺轴建立，性激素开始大量分泌，月经规律。外生殖器迅速发育，出现阴毛，阴阜隆起，大阴唇丰满，小阴唇变大且有色素沉着。阴道宽而长，黏膜厚有弹性，并出现皱襞。子宫、输卵管发育成熟，卵巢皮质内出现不同发育阶段的卵泡，卵巢表面变得不平。乳房丰满而隆起，胸肩部脂肪增多，女性特征更为明显。

4.性成熟期　卵巢功能成熟并有性激素分泌及周期性排卵的时期为性成熟期。一般在18岁左右开始逐渐成熟，持续约30年。此期妇女生育活动最旺盛，故也称为生育期。

5.绝经过渡期　是指从开始出现绝经趋势至最后一次月经。一般从40岁左右开始，历时短则1～2年，长则10～20年。此期卵巢功能逐渐衰退，生殖器官开始从萎缩向衰退过渡。此期突出的表现是经量逐渐减少，最后绝经。绝经一般发生在44～54岁之间。1994年，世界卫生组织（WHO）推荐使用"围绝经期"一词，它是指从卵巢功能开始衰退直至绝经后1年这段时期。此期由于卵巢功能逐渐衰退比较缓慢，一般不发生特殊症状，但也有10%～20%的妇女出现自主神经（植物神经）失调症状，如潮热、多汗、烦躁、失眠等，称为围绝经期综合征。

6.绝经后期　是指绝经后这一段生命时期。此期卵巢功能进一步衰退，内、外生殖器萎缩，骨代谢出现异常，容易发生骨质疏松、骨折等。60岁以后机体功能开始逐渐衰退、老化而进入老年期。

二、月经的临床表现

月经是性功能成熟的标志。在性腺轴的调节下，子宫内膜发生周期性变化，即在排卵前呈增生期改变，排卵后呈分泌期改变。如不发生受精和孕卵着床，则子宫内膜功能层发生萎缩而脱落出血，称为月经。

1.初潮　第一次来月经称为初潮。多数发生在13～14岁，早则11～12岁，迟则15～16岁，晚于16岁应引起重视。初潮年龄的早晚主要受遗传因素的影响，同时也会受其他因素的影响，如营养、环境状态等。

2.月经的特征　月经血呈暗红色，内含子宫内膜碎片、宫颈黏液及脱落的阴道上皮细胞。由于经血中含有前列腺素及大量纤溶酶，所以经血不凝固，只有在出血量多时才会出现凝血块。

3.正常月经的临床表现　正常月经具有周期性，出血的第一日为月经周期的开始，两次月经第一日的间隔时间为月经周期。一般月经周期为21～35 d，平均28 d。每次月经的持续时间为经期，平均3～5 d。正常月经量为30～50 mL，超过80 mL为月经过多。一般月经期无特殊症状，个别人会出现下腹部及腰骶部不适或子宫收缩痛，少数患者可有头痛或轻度神经系统不稳定症状。

三、卵巢功能及周期性变化

（一）卵巢的功能

卵巢的主要功能是排卵和分泌女性激素，此两项功能分别被称为生殖功能和内分泌功能。

（二）卵巢的周期变化

卵巢在形态和功能上都会发生变化，被称为卵巢周期。青春期卵泡开始发育，卵细胞周围的梭状细胞发育成颗粒细胞。卵泡周围的间质细胞发育成卵泡内膜和卵泡外膜，这时的卵泡称为生长卵泡。

1.卵泡的发育及成熟　未发育的卵泡称为原始卵泡，每一个原始卵泡中含有一个卵母细胞，周围有一层梭形或纤维形细胞。新生儿卵巢内大约有10万个原始卵泡，但妇女一生中只有400～500个卵泡发育成熟。每个月经周期只有1个卵泡发育成熟，称为成熟卵泡。成熟卵泡向卵巢表面移行突出，当卵泡接近卵巢表面时，表面变得非常薄，最后破裂排卵。排卵多发生在两次月经中间，一般在下次月经前14 d左右。成熟卵泡的直径可达18～20 mm，卵子可由两侧卵巢轮流排出，也可由一侧卵巢连续排出。

2.黄体形成　排卵后卵泡壁塌陷，卵泡内血管破裂出血形成血块，以后血块形成黄体。排卵后7～8 d黄体发育成熟，称成熟黄体。

3.黄体退化　黄体寿命一般在14～16 d，如未妊娠，黄体逐渐退化形成白体。

（三）卵巢分泌的性激素

卵巢主要分泌两种激素，即雌激素和孕激素，同时也分泌少量雄激素。除卵巢外，肾上腺也能分泌少量雌激素和孕激素，目前认为卵泡膜细胞是排卵前雌激素的主要来源，而排卵后黄体细胞开始分泌雌激素和孕激素。

1.雌激素的周期性变化　卵泡发育初期，分泌的雌激素量很少，随着卵泡的发育成熟，雌激素的分泌量逐渐增加，于排卵前形成一高峰。排卵后分泌稍减少，在排卵后7～8 d黄体成熟时又形成一高峰，但第二高峰比较平坦，均值也稍低。当黄体萎缩时雌激素水平开始急剧下降，月经前达最低水平。

2.孕激素的周期变化　孕激素水平于排卵后开始增加，在排卵后7～8 d

黄体成熟时达高峰，以后逐渐下降，月经来潮时恢复到排卵前水平。

3.雌激素的生理作用　雌激素的主要作用是促进子宫、输卵管、乳房、外阴发育，促进阴道上皮细胞增生，通过负反馈调节下丘脑-垂体-卵巢性腺轴、促进骨骼的钙代谢等。

4.孕激素的生理作用　孕激素的主要生理作用是使子宫内膜发生分泌期改变，为受精卵着床做准备；对子宫平滑肌有松弛作用，有利于受精卵着床；使宫颈口黏液变稠，拉丝度变低；使阴道上皮细胞脱落加快；对下丘脑有正负反馈作用，通过对中枢神经调节有升温作用等。

四、子宫内膜及阴道黏膜的周期性变化

子宫内膜由功能层和基底层构成。功能层位于宫腔的表面，而基底层靠近子宫肌层。功能层又分海绵层和致密层，功能层受卵巢激素的影响发生周期性变化。在卵巢周期的卵泡期，受雌激素的影响，子宫内膜的上皮与间质呈增生状态，称为增生期。而黄体形成后在孕激素的作用下，使子宫内膜发生分泌反应，称为分泌期。根据内膜增生程度的不同，增生期又分为增生早期、增生中期和增生晚期。在孕激素的作用下，根据内膜和腺体的变化也分为早、中、晚三期。一个月经周期包括增生期、分泌期和月经期。

第三节　卵巢激素对生殖道上皮的影响

一、雌、孕激素对生殖道其他部位的影响

雌激素对阴道上皮的作用主要是使其发生增生改变。在卵泡期，随着卵巢分泌雌激素量的增加，底层细胞增生，逐渐演变成中层细胞、表层细胞。在雌激素作用下阴道上皮增厚，细胞内富含糖原，经阴道内乳酸杆菌作用，分解产生大量乳酸，维持阴道的酸性环境，不利于细菌生长繁殖。孕激素的作用主要是使上皮细胞脱落，脱落的主要是中层细胞和角化前表层细胞。上皮细胞形态学的周期性变化，可以作为了解卵巢功能的参考依据。

二、雌、孕激素对子宫颈黏液的影响

在卵巢激素的作用下，子宫颈腺细胞分泌黏液。月经干净后子宫颈管黏液很少，随着卵泡的发育，分泌的雌激素量不断增加，分泌的宫颈黏液量也不断增加，并变得稀薄透明，有较长的延展性。排卵期拉丝度可达10 cm，可作为排卵的参考指征。排卵后孕激素分泌增加，黏液分泌量逐渐减少，且变得黏稠而混浊，延展性差，易拉断。

第二章
正常阴道、子宫颈上皮细胞学

　　正常阴道、宫颈表面均被覆复层鳞状上皮，这些鳞状上皮在妇女一生的不同阶段有不同的变化。在月经周期中受雌、孕激素的周期性变化的影响，上皮细胞的形态也会发生相应的变化。它的形态学改变可以敏感地反映出妇女体内雌、孕激素周期活动的规律，也可准确地表达雌激素水平的高低。因此，通过阴道脱落细胞学检查，可以了解妇女体内雌、孕激素变化规律及雌激素水平。到目前为止，阴道脱落细胞学检查仍不失为一简单、有效、经济的妇科检查方法。

第一节　正常阴道、子宫颈上皮细胞形态

一、鳞状上皮细胞

　　阴道及子宫颈阴道部表面均被覆鳞状上皮细胞，该上皮的生长、分化主要受卵巢所产生的雌激素影响，而孕激素的作用是促使上皮细胞脱落。正常成年妇女阴道上皮细胞分为三层，即基底层、中层、表层。

　　（一）基底层细胞

　　基底层细胞按其外形及核浆比又可分为内底层细胞和外底层细胞。

　　1.内底层细胞　为上皮细胞中最小、最幼稚的细胞。细胞呈圆形，胞浆嗜碱性，染深蓝色，细胞核较大，核浆比为1∶1。大小为白细胞的4～5倍（图2-1）。

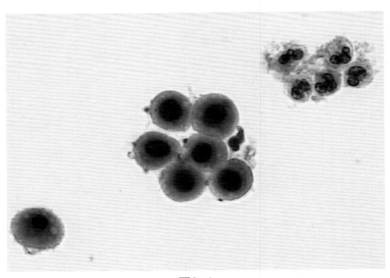

图2-1

中间一群内底层细胞，胞浆蓝染，核染色质均匀，核浆比为1∶1，左下为1个外底层细胞。×400

2. 外底层细胞　细胞呈圆形或卵圆形，大小约为中性多叶粒细胞的8～10倍。染浅蓝色，核浆比为1：（2～3）（图2-2）。

（二）中层细胞

中层细胞相当于组织学上的棘层细胞，系由底层向表层的过渡型。外表呈船形或梭形，又称为舟状细胞，胞浆染淡蓝色，核浆比为1：（3～5）。此类细胞妊娠时较多见（图2-3）。

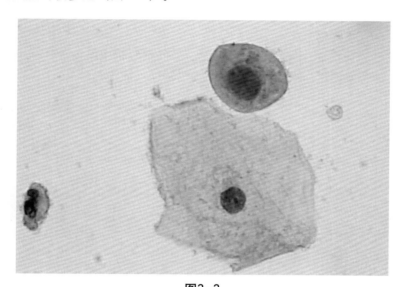

图2-2

上方为1个外底层细胞，比内底层细胞稍大，核浆比为1：2。×400

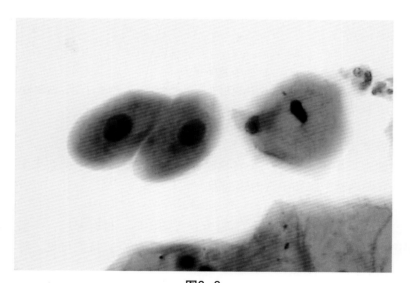

图2-3

左侧为2个中层细胞，蓝染，胞浆丰富，外观呈典型舟状。×400

（三）表层细胞

表层细胞（图2-4）外形呈大方块多边形，根据胞浆和胞核的不同特征又可分为以下两型。

1.网状核（疏松核）表层细胞　又称为角化前细胞，呈大方块多边形，有钝角，胞浆丰富，染淡蓝色，细胞核染色质疏松，呈网状。观察卵巢功能时将其列入中层，故又称为大中层细胞。

2.固缩核（致密核）表层细胞　核固缩变小，染色质致密深染，胞浆可染成粉红色或淡蓝色。

上皮细胞形态变化规律有如下三点：①细胞体积由小变大。②细胞核由大变小。③胞浆染色由嗜碱性（蓝染）变嗜酸性（红染）。

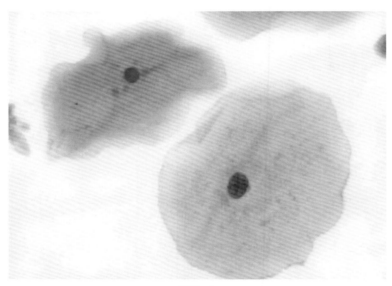

图2-4

2个表层细胞，左侧为致密核表层细胞，大多角形、胞浆红染，右侧为网状核表层细胞，胞浆蓝染，核疏松。×400

二、柱状上皮细胞

此类细胞来源于子宫颈、子宫及输卵管内膜的上皮。根据其来源及外形可分为子宫颈内膜细胞和子宫内膜细胞。

（一）子宫颈内膜细胞

1.纤毛型子宫颈内膜细胞　细胞为立方矮柱形，带有纤毛，一般为一个核，呈圆形或卵圆形，染色质不均匀，有几个集结点，核仁可见。绝经后比较多见（图2-5）。

2.分泌型子宫颈内膜细胞　排卵期多见，胞浆内充满黏液，有时有空泡，细胞核常被挤压于基底部，胞浆染粉红色或淡蓝色，成堆出现，正面观

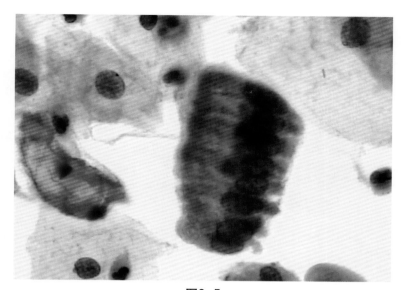

图2-5

栅栏状排列的宫颈柱状上皮细胞，核位于细胞下端，上端可见纤毛。×400

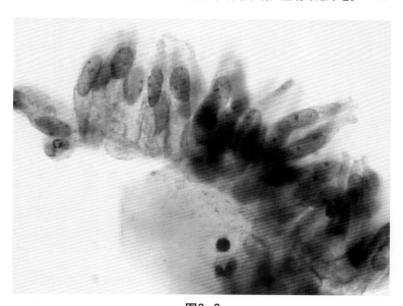

图2-6

一排分泌型宫颈内膜细胞，胞浆内充满透明黏液。×400

呈棋盘状或蜂窝状，侧面观呈栅栏状（图2-6）。

（二）子宫内膜细胞

子宫内膜细胞也分为纤毛型和分泌型两种。但涂片中不易区分，体积比子宫颈内膜细胞小，常密集重叠浓染，常出现在经前或经期（图2-7、图2-8）。

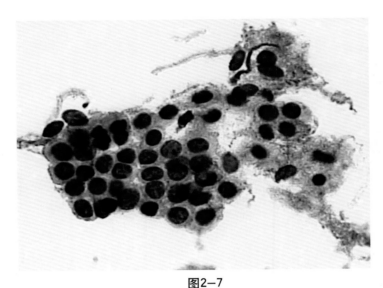

图2—7

一群子宫内膜细胞，多成群出现，体积小于子宫颈内膜细胞。×400

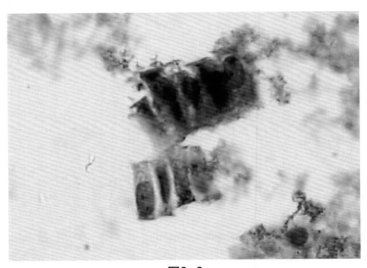

图2—8

比较少见的子宫内膜细胞侧面观，胞浆内充满透明黏液，尚未出现
典型的核被挤压（从分泌期宫内膜取材）。×400

第二节　阴道上皮细胞在月经周期中的变化

阴道上皮细胞受卵巢分泌的雌、孕激素的直接影响，因此，通过阴道脱
落细胞学检查可以反映出卵巢功能。

一、卵泡期阴道上皮细胞的改变

月经干净后一批新的卵泡开始生长发育，此时卵泡分泌的雌激素水平

相对较低，涂片上的细胞大多是网状核上皮细胞。上皮细胞胞浆蓝染，细胞核呈网状，染色质疏松，细胞相互间比较拥挤，涂片背景不太干净，有一些白细胞。随着卵泡的逐渐发育成熟，雌激素水平明显提高，上皮细胞胞浆逐渐从蓝染变成红染，细胞核从网状变成致密。此时细胞相互间不再拥挤在一起，而是平铺、稀排，涂片的背景变得很干净。此种变化到排卵前达高峰，整张涂片非常漂亮。我们常谓之"春风徐来，满地桃花"。

二、黄体期阴道上皮细胞的改变

排卵后雌激素水平开始下降，孕激素作用逐渐显现，细胞大多又从红染变成蓝染，且细胞间又出现相互拥挤状态，背景也变得不太干净。此期涂片的特征是细胞出现堆、皱、褶，恰如"一夜秋风，满地枯叶"。此种改变一直维持到月经来潮。

第三节　不同年龄段阴道上皮细胞的改变

幼年期卵泡基本上未发育，雌激素水平较低，阴道黏膜菲薄，若涂片大多是中层细胞、基底层细胞，雌激素水平处于中度低落至高度低落之间。从10岁以后卵泡开始逐渐发育，中表层细胞相对增多。青春期性腺发育成熟，性腺轴建立，月经规律，阴道细胞也随之发生周期变化。至绝经过渡期，卵巢功能开始衰退，雌激素水平逐渐下降，角化细胞减少，角化前细胞增多，偶可见少量基底层细胞。绝经期雌激素水平近一步低落，生殖器官萎缩，阴道黏膜变薄，此期的涂片以大量基底层细胞为主，尤其是内底层细胞。此时极易发生阴道炎，涂片背景很脏，可出现大量白细胞和细菌。

第四节　涂片中的非上皮成分

（一）白细胞

涂片中见到的主要是中性多核粒细胞，核呈分叶状，有时也可见到嗜酸粒细胞，它可作为估计细胞大小的指标。在阴道炎、宫颈炎时白细胞明显增多（图2-9）。

（二）红细胞

涂片中见到新鲜红细胞多因刮片时损伤引起。若涂片中见到染成棕黄色之陈旧性出血应引起注意，晚期癌肿时常可见到此种现象（图2-10）。

（三）小型组织细胞

小型组织细胞　大小介于白细胞和外底层细胞之间，核多呈圆形或卵圆形，偏向一侧，胞浆染淡灰色或粉红色，呈泡沫状，边界不清，涂片中常成

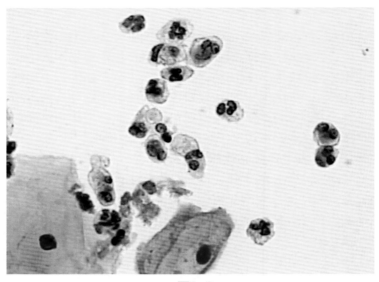

图2-9

一群白细胞，核呈分叶状。×400

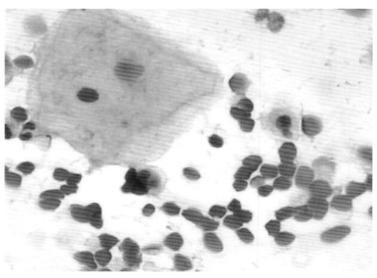

图2-10

大量新鲜红细胞及少量白细胞。×400

群出现（图2-11）。

（四）多核巨噬细胞

多核巨噬细胞体积巨大，细胞核可多达数个至数十个。涂片中一般不常见到，在慢性炎症、流产或放射治疗后多见（图2-12）。

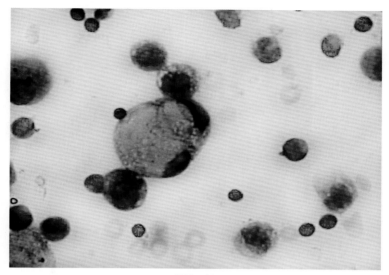

图2-11

小型组织细胞，胞浆呈泡沫状，蓝染，细胞核偏心，弯月状。×400

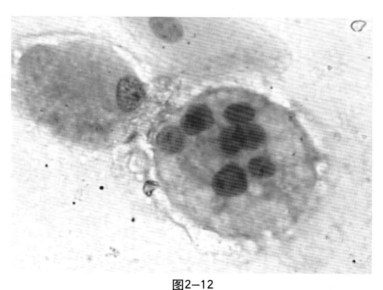

图2-12

多核巨噬细胞，多核，胞浆蓝染，胞膜不具体，有时可变形。×400

（五）念珠菌

念珠菌是阴道内常见的真菌，包括菌丝和芽孢。菌丝呈树枝状，芽孢呈小圆点状，可成堆出现（图2-13）。

（六）纤毛菌

纤毛菌亦属真菌的一种，镜下呈黑色发丝状，成丛或成束出现（图2-14）。

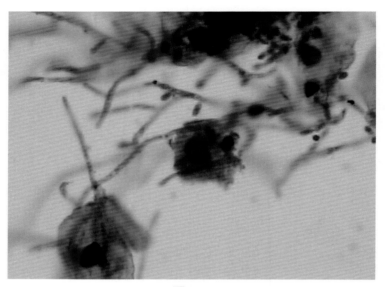

图2-13

念珠菌，可见染成紫红色的菌丝及孢子。×400

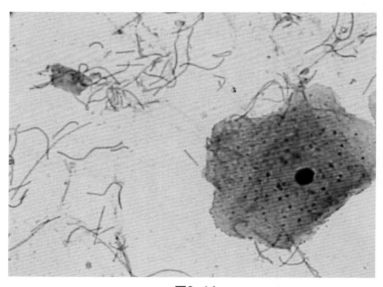

图2-14

纤毛菌，可见状如发丝的纤毛菌，是真菌的一种。×400

（七）放线菌

放线菌是介于细菌和真菌之间的一类生物，镜下大多数有发达的分枝，丝状的菌丝（图2-15）。

（八）滴虫

滴虫呈椭圆形或梨形，稍大于白细胞，巴氏染色时胞浆呈淡蓝色，鞭毛不易见到（图2-16）。

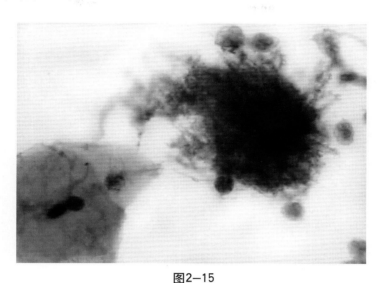

图2-15

放线菌，细丝样病原体，状如驼毛，有时见于放置宫内节育器的妇女。×400

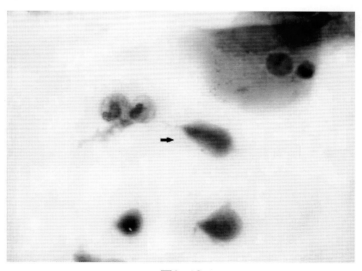

图2-16

阴道毛滴虫，呈两端稍尖的椭圆形，略大于白细胞，胞浆蓝染，胞核呈长形，有时可见鞭毛。箭头所指为滴虫。×400

（九）细菌

细菌中最多见的为阴道杆菌，呈棒状，在排卵期后及妊娠期多见。涂片中也可见到球菌，特别在哺乳期、绝经期阴道炎时多见（图2-17）。

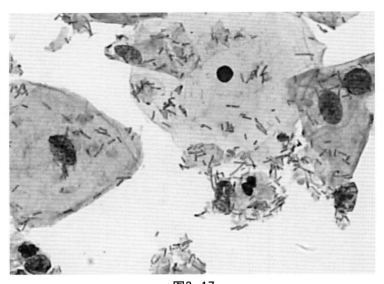

图2-17

阴道杆菌，棒状，分散分布，常黏附于细胞表面。×400

（十）精子

精子呈蝌蚪状，包括头、颈、尾三部分，多成群出现（图2-18）。

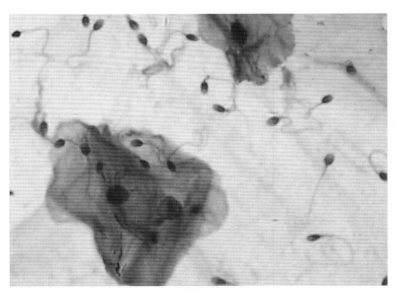

图2-18

精子，染灰蓝色，分头、颈、尾三部分。×400

（十一）其他

其他包括黏液、纤维蛋白、苏木素沉渣等。

第五节　异常上皮细胞的形态学改变

一、炎症性改变

女性生殖道炎症是妇科的常见病，在各种炎症时，上皮细胞都可能发生形态改变，其主要表现为细胞核、细胞浆、细胞形态和背景的改变。

（一）细胞核的改变

细胞核的改变有以下几种（图2-19）：

1. 核肿胀　表现为细胞核增大，染色变淡，看不清染色质结构。

2. 核崩裂　细胞核碎裂呈数块，分散于细胞浆，深染，看不清染色质结构。

3. 核固缩　细胞核明显缩小，有时可见核周晕，染色质凝聚成致密的、结构不清的团块，浓染。

4. 核增生　细胞核数增多，可呈双核或多核，核膜增厚，染色质细而均匀，淡染。

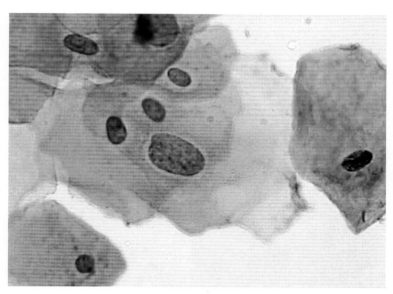

图2-19

炎症反应性改变，红染，表层细胞核稍大，染色质均匀，可见核周晕。× 400

（二）细胞浆的改变

由于炎症刺激的结果，细胞浆向嗜酸性转化，有时底层细胞也可见到胞浆红染，核呈固缩状，称为早熟角化细胞（图2-20）。

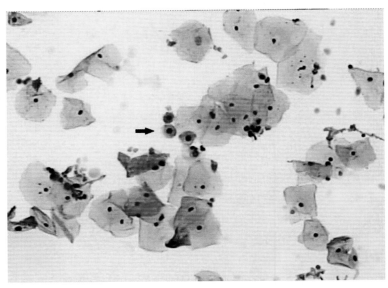

图2—20

炎症反应性改变，在表层细胞中可见3个底层细胞，胞浆变成红染，也
称为早熟角化或角化不全细胞。见箭头所指者。×100

（三）细胞形态的改变

细胞形态的改变有如下两种（图2—21）：

1.多形性　各层细胞均可失去其原来的外形，特别在鳞状上皮化生时，
底层细胞呈多种改变，如蝌蚪状、纤维状、蜘蛛状、梭状等。

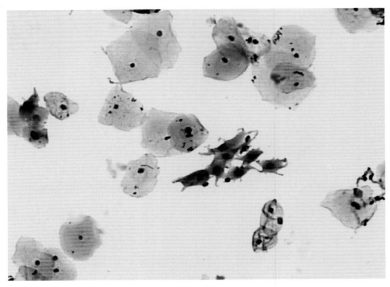

图2—21

炎症反应性改变，可见一群蓝染的变形细胞。×100

2．裸核　由于炎症刺激，细胞浆溶解，破坏，可见大量裸核出现，染色质往往较淡，染色质结构不清晰，由于柱状上皮细胞胞浆特别容易破坏，故柱状上皮细胞裸核更多见。

（四）背景的改变

炎症时涂片背景明显变脏，中性多叶粒细胞大量出现，上皮细胞周围围绕一圈白细胞，或上皮细胞外形消失，代之以成堆的白细胞，此种现象常被称为"蚂蚁啃骨头"。急性滴虫性阴道炎时，上皮细胞大量溶解破坏，涂片上几乎找不到完整的细胞，称为"破坏性涂片"。老年性阴道炎时背景可见大量球菌，呈"沙漠状"改变。年轻宫颈糜烂患者，涂片时在表层细胞中，有时也可见到成堆的底层细胞，一般称其为"糜烂细胞"（图2-22）。

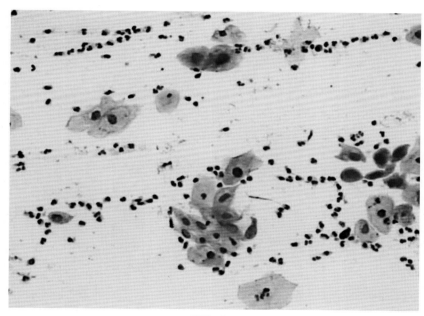

图2-22

炎症反应之背景改变，可见大量白细胞及化生细胞。×100

二、不典型增生细胞

不典型增生细胞是介于炎症细胞和癌细胞之间的一种细胞，从其外形特征看比炎症细胞改变要重，但又达不到癌细胞的程度，是由良性向恶性发展的过渡阶段，表现其量变到质变的过程。实质上细胞学诊断的不典型增生细胞可能包括下列几种情况：

（1）炎症的一部分，因细胞变形明显，细胞核增大，但染色质不粗糙，染色淡，细胞学上不能肯定是炎症变形或是真正的不典型增生细胞。

（2）真正的不典型增生细胞，细胞核增大，染色质变粗、浓染，细胞变形，但又不足以诊断为癌，属癌前病变。

（3）实质上是癌细胞，但由于它们的形态不典型，或细胞退变，核内染色质结构不清，或细胞数太少，涂片上不能确诊为癌，此类细胞也归入不典型增生细胞范畴。

（一）轻度不典型增生

轻度不典型增生细胞有如下表现（图2-23）：

（1）细胞核较正常略大，一般增大1～2倍。

（2）可出现双核、多核或轻度核畸形。

（3）染色质淡而均匀，可出现核周空泡。

（4）细胞可有变形，但胞浆丰富。

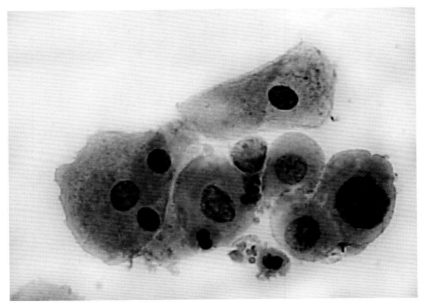

图2-23

轻度不典型增生细胞，细胞核增大，但染色质颗粒尚均匀，胞浆丰富。×400

（二）重度不典型增生

重度不典型增生细胞有如下几种表现（图2-24）：

（1）细胞核增大较明显。

（2）核染色质浓染，可见较粗的颗粒，分布稀疏，不均匀。

（3）核畸形较明显，伴核增生，可见多核。

（4）具备癌细胞外形特征，但核退变，染色较淡，或有大量染色淡的大裸核。

当细胞学诊断为不典型增生时临床上应给予足够重视，应重复涂片或阴道镜指导下活体组织检查。

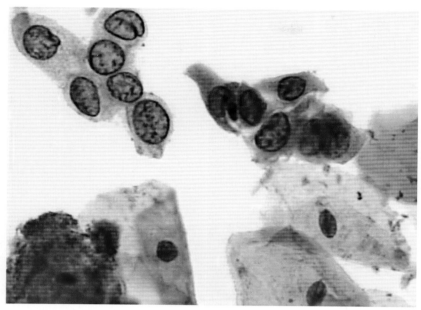

图2—24

重度不典型增生细胞，细胞核明显增大，染色质颗粒变粗，深染，胞浆减少，核浆比例失常。×400

三、各种癌细胞特征

（一）癌细胞的一般形态学特征

尽管各种癌的组织学发生不同，形态学也各异，但癌细胞具有与正常细胞不同的一些共同特征，主要表现为细胞核的改变、细胞改变及细胞之间关系的改变。

1.细胞核的改变

（1）核增大：癌细胞的特征之一为细胞核明显增大，核膜增厚。

（2）核浓染：细胞核染色质明显增多，分布不均匀，颗粒变粗，有时凝结成块，染色深，可见染色较深的粗大颗粒或团块，有时浓缩染成煤块状。

（3）核畸形：细胞核大小悬殊，外形也发生改变，如出现肾形、哑铃形、分叶或梭形等各种不规则的外形。

（4）核仁增多、增大，核内也可出现空泡。

（5）核浆比例改变：细胞核明显增大，细胞浆量相对减少，细胞核的直径明显大于核浆幅缘。

（6）核分裂：细胞核分裂明显，可出现多核。

2.细胞的改变

（1）细胞大小：明显不一致，涂片中细胞大小差异很大，可出现巨大的癌细胞，也可见正常大小或很小的癌细胞。

（2）外形改变：其特征为多形性，可出现蝌蚪状、纤维状或胞浆完全退变仅剩裸核。

（3）细胞浆常有浓缩、角化现象，嗜酸染成橘红色。

（4）胞浆内有空泡，特别在腺癌细胞浆内可出现较大的空泡。

3.涂片背景及细胞间关系的改变

晚期癌，涂片背景很脏，出现蜕变坏死细胞，陈旧性出血形成的含铁血黄素颗粒，破坏的淋巴细胞、红细胞、白细胞碎片和组织细胞。

（二）鳞状上皮细胞癌

（1）圆形癌细胞：呈圆形或卵圆形，大小相当于底层细胞，此种癌细胞常见于早期癌涂片（图2-25）。

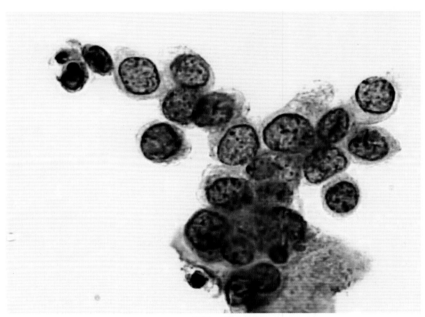

图2-25

一群小圆细胞癌，核深染，染色质颗粒粗大，胞浆明显减少。×400

（2）纤维状癌细胞：较常见，其细胞和核都变成细长纤维状（图2-26）。

（3）蝌蚪形癌细胞：细胞变形，呈蝌蚪状，细胞核多位于头部，核增大，染色质粗、深染（图2-27）。

（4）其他：凡不能归入以上类型的癌细胞，外形及大小差异很大，可出现肾形、蜘蛛形、裸核等。

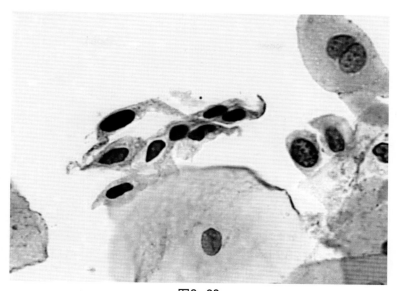

图2—26

一群纤维状癌细胞，核深染如炭块状。×400

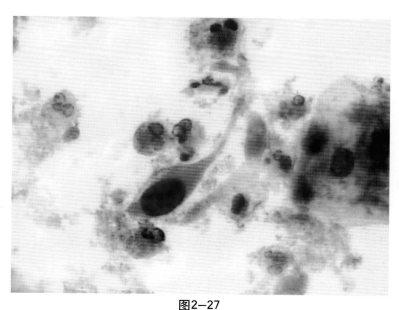

图2—27

1个蝌蚪形癌细胞，核深染，胞浆红染，属角化鳞癌细胞。×400

（三）腺癌

　　腺癌常成群出现，细胞周界不清，彼此拥挤，细胞核的大小差别很大，多偏向一侧，染色质分布不均匀，核仁增多。胞浆周界模糊，染淡蓝色或粉红色，有时胞浆内出现大空泡，将核挤向一边，呈印戒状（图2—28、图2—29）。

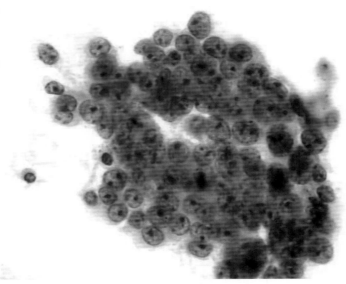

图2—28

宫颈腺癌细胞，细胞核增大，胞膜厚，核仁增多，胞浆呈溶解状。×400

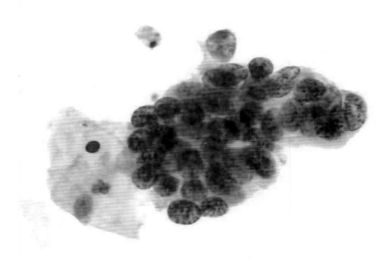

图2—29

宫颈腺癌细胞，细胞核增大，胞膜厚，核仁增多，胞浆呈溶解状。×400

第三章
常见阴道、宫颈疾病

第一节 阴道炎症性疾病及上皮内瘤变

一、阴道炎症性疾病

（一）滴虫性阴道炎

滴虫性阴道炎由阴道毛滴虫引起，是常见的阴道炎。阴道毛滴虫适合在温度25～40 ℃、pH值5.2～6.6的潮湿环境中生存，生存能力很强。其常隐藏在腺体和阴道皱襞中生长，消耗或吞噬上皮细胞内的糖原，阻碍乳酸生成，使阴道pH值升高，易于其生长和细菌繁殖，引起阴道炎症。滴虫可通过性交传播，也可通过公共浴池、浴盆、浴巾、游泳、坐便等间接传播。滴虫性阴道炎的症状是分泌物增多及瘙痒；白带呈典型黄色、脓性、泡沫状，有臭味。检查可见黏膜充血，严重者可见出血点甚至出血斑，形成草莓状宫颈。诊断比较容易，取分泌物置生理盐水中，显微镜下观察可看到呈波状运动的滴虫。在细胞学涂片中比较容易发现，巴氏染色法滴虫被染成灰蓝色，外观椭圆形，两端稍窄，有一细长的胞核样结构，如滴虫保存完好可看到鞭毛。滴虫性阴道炎比较容易治疗，甲硝唑类药物有很好治疗效果，重点在于预防。

（二）阴道假丝酵母菌病

阴道假丝酵母菌病也称为阴道念珠菌病。假丝酵母菌（念珠菌）是条件致病菌，10%～20%非孕妇女及30%孕妇中有此菌寄生。只有在阴道局部及全身免疫力下降的情况下才发病。它可以通过性交直接传播，也可以通过衣物间接传播。由于阴道念珠菌病是条件致病菌，它也寄生于口腔、肠道，很容易播散到阴道引起炎症发作。它的症状是外阴剧烈瘙痒、灼痛，严重时坐卧不安。检查时可见阴道明显充血，分泌物特征为白色块状凝乳样或豆腐渣样，有时附着在黏膜表面，擦除后露出红肿之黏膜。诊断比较容易，取少许分泌物放于有10%KOH玻片上，显微镜下检查可发现菌丝或孢子。阴道涂片巴氏染色可见染成紫色或灰色的菌丝和孢子。治疗主要是局部用药，必要时也可全身用药。

（三）细菌性阴道病

细菌性阴道病为阴道内正常菌群失调引起的一种混合感染，但临床及病理特征不符合炎症表现，故称为细菌性阴道病。多数患者可无任何临床症状，大多数患者是以白带增多有异味而就诊，尤其是性交后有明显的鱼腥臭味，可伴有轻度外阴瘙痒。分泌物呈鱼腥臭味是由于厌氧菌繁殖产生胺类物质所致。检查阴道黏膜无充血，分泌物特点是白色、均匀一致，常黏附于阴道壁，但很容易从阴道壁上拭去。阴道分泌物检查pH值>4.5，胺臭味试验阳性，镜检可发现线索细胞。巴氏染色可见细胞边缘附着有球菌或短小杆菌，排列呈线索状。治疗主要是应用抗厌氧菌类药物，如甲硝唑、克林霉素等局部治疗。

（四）老年性阴道炎

老年性阴道炎见于自然绝经及卵巢去势妇女，因卵巢功能衰竭，雌激素水平降低，致病菌容易入侵繁殖而引起炎症。主要症状是阴道分泌物增多及外阴瘙痒、灼热感。分泌物为黄色、稀薄、脓性。检查可见阴道黏膜萎缩，皱襞消失，充血并常伴有黏膜下出血点或出血斑。涂片检查有大量白细胞、球菌，上皮细胞主要为底层细胞，涂片中看不到滴虫或假丝酵母菌。治疗原则是抑制病原菌生长，适当补充雌激素，但补充雌激素时应注意有无禁忌证。

二、阴道上皮内瘤变

阴道上皮内瘤变（vaginal intraepithelial neoplasia，VAIN）是指局限于阴道上皮内的、不同程度的不典型增生病灶，是阴道浸润性癌的癌前病变阶段。VAIN发病率低，占所有女性下生殖道上皮内瘤变的0.5%～1%。近年来，随着人们对该病认识的提高及检测技术的改进，该病的检出率不断提高。另外，由于女性生殖道人乳头瘤病毒（human papilloma virus，HPV）感染的增加，使该病的发病率呈上升趋势，尤其年轻患者有明显的增加，应引起人们的重视。

（一）病因

目前研究认为，人乳头瘤病毒感染是VAIN的首要病因。流行病学资料表明，VAIN患者标本中人乳头瘤病毒检出率高达83%～100%，被检出的人乳头瘤病毒型别有人乳头瘤病毒16、18、30、31、35、40、42、43、51、52、53、54、56、58、66等，其中以人乳头瘤病毒16感染最为常见，约占75%。VAIN发病的其他高危因素包括吸烟、性病、免疫抑制、全子宫切除史等。有报道显示，68%～93%的VAIN患者合并有或曾患宫颈上皮内瘤变（cervical intraepithelial neoplasia，CIN）或宫颈癌。

（二）临床表现

VAIN的平均发病年龄在35～50岁，VAIN Ⅰ、Ⅱ、Ⅲ级的平均发病年龄分别为44.5岁、47.8岁和61.8岁。阴道上皮内瘤变可无症状或仅有阴道分泌物增多和（或）接触性阴道出血。VAIN的好发部位为阴道上1/3，约占80%。VIAN病灶可呈单个或多个，以多发性病灶常见，约占61%。

（三）诊断

由于VAIN无特殊的症状和体征，肉眼观察阴道黏膜可正常或仅有轻度糜烂，使临床诊断有一定难度，主要依靠辅助检查。

1.阴道细胞学检查　阴道脱落细胞学检查是VAIN初步筛选的有效方法，其诊断的敏感性达83%。由于子宫全切史是VAIN发病的高危因素，故对子宫全切患者每年进行1次阴道脱落细胞学检查是十分必要的。凡是阴道细胞学涂片异常，应排除该异常细胞是否来自宫颈或外阴。

2.阴道镜检查　当阴道细胞学出现异常时，应行此检查。阴道表面涂3%

醋酸后，病灶在阴道镜下呈白色上皮、点状血管或镶嵌样改变。由于VAIN病灶常常有多个，加之阴道壁多皱褶，容易造成漏诊，故行阴道镜检查时，应从阴道口到顶端全面仔细检查。

3．人乳头瘤病毒检测　第二代杂交捕获（HC-2）及基因分型检测可作为评估预后的参考指标。

4．病理检查　病理检查是确诊VAIN的金标准，为提高活检的准确率，应在阴道镜指导下进行。病理改变主要表现为表层细胞可部分或全部分层不清、排列失去极性或出现异形细胞核。按表皮层细胞病变的范围分为三级。

Ⅰ级：轻度不典型增生，病变局限在上皮的下1/3，细胞核增大，核浆比例略增大，核染色稍加深，核分裂相少见，细胞极性保存。

Ⅱ级：中度不典型增生，病变累及上皮下2/3层细胞，细胞核明显增大，核浆比例增大，核深染，核分裂象较多见，细胞极性尚存。

Ⅲ级：包括重度不典型增生和原位癌，病变超过上皮下2/3层细胞，细胞核异常增大，核浆比例显著失常，核深染，核形不规则，核分裂象增多，细胞排列紊乱，极性消失，但上皮基底膜完整。

（四）治疗

阴道上皮由原始鳞状上皮发展而来，一般比宫颈移行部上皮的抗病能力强。VAIN也可能有自行消退的现象，因此，对某些年轻患者，病变程度轻微者不需要治疗，定期细胞学检查或阴道镜检查即可。VAIN的治疗方法有多种，包括局部5-FU软膏涂抹、CO_2激光、阴道局部切除、化学手术治疗、高剂量腔内短距离放射治疗、超声抽吸术等。

1．局部药物治疗　最常用的药物有氟尿嘧啶（5-FU）、三氯醋酸等。将5%的5-FU软膏涂于病灶表面，每次1.5 g，每周1次，连续10周。每次阴道置药后需于阴道口和外阴涂抹凡士林软膏，以保护外阴部皮肤。该方法简单易行，不良反应小，单一治疗有效率达77%，可用于多病灶或病灶面积大的VAIN治疗。由于该治疗有一定的复发率，故应长期随访，必要时与其他治疗方法联合应用。对于低度VAIN患者可用50%三氯醋酸涂抹患处，每周1次，连续1～4周，该方法对VAIN Ⅰ级疗效好，病变消退率达100%，且不良反应小。

2．CO_2激光治疗　激光治疗时，应先用醋酸清洗阴道黏膜，然后用碘液将病灶轮廓显示出来，再采用低能量激光（30～35 W）治疗。激光治疗VAIN时，为控制激光破坏组织的深度不致损伤邻近器官，可在病灶基底部注入生理盐水或利多卡因，使上皮层与皮下层分开，激光破坏组织的深度一般不超过1 mm。治疗后应停止性生活，直至阴道上皮愈合。CO_2激光是VAIN的主要治疗方法之一，具有安全有效、出血少、可保留患者性功能等优点。

3．LEEP治疗　LEEP（高频电波刀）已广泛应用于CIN的治疗，LEEP治疗具有方法简单、损伤小、切除范围及深度更容易掌握，术后并发症少，且切除病灶可送病理检查，更适用于VAIN单个或多个病灶的切除。

4.手术治疗　VAIN的手术方式包括局部阴道切除、部分或全部阴道切除。Indermaur回顾性分析了105例阴道上段切除治疗VAIN，发现平均手术时间为55 min，平均出血量为113 mL，10%的患者出现了围手术期并发症，22%的患者术后病理结果为阴性，12%的患者术后病理证实为浸润癌，在平均25个月的随访时间里，88%的患者未复发。手术治疗，复发率相对较低，并且可及时发现隐匿性浸润癌。

5.其他治疗　近年来涌现了一些新的VAIN治疗方法，力图克服传统治疗方法存在的缺陷，提高治愈率、降低复发率，如化学激光治疗、化学手术治疗、超声抽吸手术治疗、高剂量率腔内短距离放射治疗等。

（1）所谓化学激光治疗，就是先在病变部位局部涂药，然后再给予激光治疗。一般先用10%的5-氨基乙酰醋酸涂抹病灶，2～4 h后再用波长为635 nm，能量为80～125 J/cm^{2}的激光照射病患处治疗。该治疗方法与传统的CO_2激光一样有效，但是治疗时间缩短了，并且术后不留瘢痕。

（2）与5-FU软膏局部治疗、激光等方法相比，超声抽吸术治疗VAIN复发率低、无排尿困难、灼伤、疼痛等并发症。该方法安全有效，可用于VAIN治疗后复发的患者，有望成为VAIN患者理想的治疗方法。

（3）高剂量率腔内短距离放射治疗（HDR-ICR）克服了低剂量率放射治疗复发率高、并发症多等缺点，无近期及远期急性放射反应。该方法主要用于绝经后妇女、全子宫切除术后的VAINⅢ级患者或治疗后复发的患者。

总之，VAIN的治疗应个体化，临床上应根据患者的年龄、生育要求、病变级别、病灶数量等选择适宜的治疗方法。例如，对子宫全切术后阴道残端及瘢痕部位VAIN患者，宜选择手术治疗；而对于大面积多病灶、要求保留生育功能的患者，宜选择激光、LEEP或5-FU治疗。

复发与随诊： VAIN的复发率为21%～33%，影响复发的因素与治疗方法的选择以及病灶的数量有关。有研究报道，激光治疗的复发率为38%，而5-FU治疗的复发率高达59%。单个微小病灶复发率低，而多发性病灶复发率高。另外，VAIN有可能发展为浸润癌，VAIN经过治疗，仍有2%～8%进展为浸润癌。因此，对VAIN治疗后要定期检查，至少每年做1次阴道细胞学检查和阴道镜检查，并要长期随访。

第二节　宫颈炎症性疾病

宫颈炎的病因同全身其他部位的炎症一样，是由多方面的因素引起的，如机械性刺激、细菌及其他病原体感染、内分泌改变、化学或放射性损伤等。

长期慢性的机械刺激或损伤是引起宫颈炎症性改变的常见原因之一。如未婚妇女患宫颈炎者少，而已婚妇女则有半数以上患有宫颈炎。另外，诊断性刮宫、人工流产扩张宫口、中期妊娠引产及分娩时宫颈口的扩张，均可造成宫颈较深的撕裂伤。宫颈管内的柱状上皮有很多皱襞，形成复杂的间隙，构成细菌繁衍的场所和向深部组织及淋巴管侵犯的通道。这些都是造成宫颈炎的原因，也是慢性宫颈炎不易彻底治愈的原因。

病原体感染也是引起宫颈炎的原因，如一般性致病菌中的葡萄球菌、链球菌等，特殊感染的结核杆菌，原虫感染的阴道毛滴虫，阿米巴滋养体等。

雌激素与宫颈"糜烂"之间的关系已受到人们越来越多的重视和研究。一种学说认为宫颈"糜烂"是宫颈管柱状上皮对雌激素的过度反应，是宫颈管黏膜过度增生的结果，与宫颈炎毫无共同之处。宫颈黏膜过度增生所形成的大量皱襞和间隙，是细菌繁殖的良好场所。大量的临床现象也说明，宫颈"糜烂"与雌激素之间关系密切。如在新生的女性婴儿中，约有1/3的女婴有所谓的先天性"糜烂"，其原因是妊娠末期，女性胎儿受母体雌激素的影响，宫颈管柱状上皮向外生长，超越了宫颈外口，形成先天性"糜烂"。但此时宫颈、阴道内并无炎症现象。另外，在成年人，宫颈"糜烂"多发生在卵巢功能旺盛的生育年龄。反之，哺乳期或绝经后，尽管此时阴道炎比较多见，但由于此时雌激素水平下降，宫颈"糜烂"的发生率明显降低。以上这些现象都说明宫颈"糜烂"与体内雌激素水平有一定关系。

除上述因素外，腐蚀性较强的药物、放射性损伤等，均可引起阴道炎或宫颈炎，但比较少见。

一、急性宫颈炎

急性宫颈炎可由致病菌直接感染宫颈引起，也可继发于子宫内膜或阴道的炎症，如滴虫性阴道炎、念珠菌性阴道炎，或者其他非特异性细菌感染。

1.病理检查 主要表现在宫颈充血、水肿，颈管黏膜外翻，宫颈管内常有大量脓性分泌物外溢。病理切片见黏膜、间质有广泛的多形核白细胞及淋巴细胞浸润，炎症也可通过上皮累及腺体的管腔，引起上皮脱落，管腔扩张并充满大量脓性分泌物。

白带增多是急性宫颈炎的主要症状。白带的性质因病原体不同而异，如滴虫性为黄色稀薄脓性、泡沫样白带，并伴有外阴瘙痒。如病变累及尿道、膀胱或宫骶韧带，则出现膀胱刺激症状，尿急、尿频、尿痛及腰骶部疼痛。

2.阴道镜检查 宫颈呈急性充血状，黏膜潮红，布满网状血管或点状、螺旋状血管。如合并腺体感染，则宫颈表面散在分布多个黄色小泡状脓点，腺体开口被脓液充满。低倍镜下在宫颈急性充血的背景下，布满多个黄色小米样泡状隆起，宫颈管内充满脓性栓子。

念珠菌引起的急性宫颈炎，宫颈黏膜表面紧紧贴覆一层白色膜状物，强行撕去白色膜状物，易引起出血。滴虫感染引起的急性宫颈炎，黏膜下有散在出血点，状如散在的玫瑰花瓣。细胞检查背景有大量白细胞，细胞破坏或溶解，涂片中可见典型滴虫，呈椭圆形，染灰蓝色，可见细长胞核。保存完好者可见鞭毛。

二、慢性宫颈炎

慢性宫颈炎是已婚妇女最常见的一种疾病，据调查，已婚妇女半数以上都患有此病。由于宫颈炎和宫颈癌的发病有一定联系，因此给患病妇女造成很大精神压力。

慢性宫颈炎可能继发于急性宫颈炎之后，亦可发生于各种原因造成的宫颈裂伤之后，因其损伤为外界细菌侵入创造了条件。宫颈黏膜具有非常复杂的皱襞和间隙，病原体侵入其深处腺体后很难彻底治愈，从而导致病程迁延反复而成为慢性炎症。

生育年龄的妇女卵巢功能旺盛，宫颈管柱状上皮受卵巢分泌雌激素的影响，而出现过度增生，超过宫颈外口，使宫颈表面被柱状上皮覆盖，由于柱状上皮菲薄，其下的间质呈红色外观，过去曾把这一改变称为“宫颈糜烂”。但近年来研究发现，这种“糜烂”与病理所说的上皮缺失所致的真性糜烂并不是一个概念，且宫颈间质也没有炎症细胞浸润。故把这一现象称为“宫颈糜烂”并不恰当。多数学者主张把这种现象称为“宫颈柱状上皮异位”。

宫颈柱状上皮异位的愈合过程一般分为两种形式。一种为病变面附近的鳞状上皮向覆盖的柱状上皮下生长，逐渐将柱状上皮推移，最后完全替代柱状上皮覆盖整个病变面，这是由鳞状上皮直接覆盖的形式；另一种形式为间接替代。正常情况下，在柱状上皮下存在着一种较少的圆形细胞，称为储备细胞，这种细胞具有一定的增生和分化能力。这些储备细胞不断增生、分化为鳞状上皮细胞，代替柱状上皮细胞覆盖整个糜烂面，使糜烂面重新被鳞状上皮覆盖而愈合。在愈合过程中，新生的鳞状上皮往往呈片状散在分布，或呈条索状走行于糜烂面中。由于这种新生的鳞状上皮生于有炎症改变的组织之上，所以极易脱落。一旦遭受刺激，又重新出现脱落，这种修复与脱落的反复出现，是病变不易痊愈的原因。

在宫颈炎的愈合过程中，鳞状上皮不仅可代替病变面的柱状上皮，也可沿着腺管向下伸延，使凹陷的腺体及增生的腺样间隙同样由复层上皮所代替，这种腺上皮的复层化与表皮化通称为鳞状上皮化生。鳞状上皮化生在慢性宫颈炎中是非常常见的一种现象。据统计，鳞状上皮化生发生率可高达70%～80%。化生的鳞状上皮不管在排列上或是在形态结构上，均属正常范围，是糜烂修复过程中的一种现象，不属癌前病变，也没有形成癌的倾向，故不应与鳞状上皮不典型增生相混淆。

1.宫颈炎的临床表现

（1）白带增多：白带增多为宫颈炎的主要症状，有的甚至是唯一症状。由于病原体的不同，以及病变范围及程度的差异，白带的性状也有所不同。如主要是柱状上皮增生引起的异位，炎症感染不明显，白带则主要为透明黏液；如伴有明显的炎症感染，白带则呈黄色脓性、黏稠状。

（2）疼痛：宫颈炎出现疼痛症状者比较少见，当病原体累及范围较深时，炎症自宫颈沿子宫骶韧带播散，或沿阔韧带蔓延，可引起慢性宫旁结缔组织炎，出现腰骶部疼痛、盆腔下坠痛及痛经。如炎症波及主韧带，可出现性交痛，影响性生活。当妇科检查时如触及宫颈，患者即感腰骶部或髂窝部疼痛，此种疼痛多在月经、性交或妇科检查后加重。

（3）膀胱症状：宫颈的炎症可经淋巴途径播散或直接蔓延至膀胱周围结缔组织，甚至达膀胱三角区，从而刺激膀胱出现尿频、尿痛症状，有时也可继发尿路感染。

2.宫颈炎的细胞学改变　宫颈炎细胞学检查可发现标本片背景有较多白细胞，细胞核可轻度增大或正常，核染色质均匀，可见核周晕或多核。如在病变修复期可见化生细胞，也可见变形细胞。

宫颈炎的细胞学检查可以发现上皮细胞呈炎症反应性改变，具体表现为细胞外形改变、细胞核改变、胞浆染色改变和背景改变。

3.宫颈炎的阴道镜检查　由于宫颈病变的程度不同，以及宫颈病变始终存在着病灶的扩展和修复互相交替的病理改变，所以在阴道镜检查时可见到各种不同的阴道镜图像。

典型的宫颈柱状上皮异位表面被覆柱状上皮，与周围的鳞状上皮有明显的分界线。未涂3%醋酸前，阴道镜下可见红色细小的颗粒状突起；涂3%醋酸后，糜烂面的柱状上皮水肿、变白，数秒后可见到成簇的“葡萄串”样图像，每个小葡萄界线清晰，半透明状。如柱状上皮增生比较活跃，则在葡萄的表面出现螺旋状血管或血管襻。周围的鳞状上皮涂3%醋酸后无明显变化，但其和柱状上皮的边缘变白，呈现出一条白色分界线。

处于修复阶段的宫颈病变表面，常见到从鳞状上皮区向病变表面伸出多条新生鳞状上皮条索，这些新生的鳞状上皮非常薄，呈粉白色半透明状。这些鳞状上皮互相融合覆盖柱状上皮，有时在新生的鳞状上皮区残留一些未被覆盖的柱状上皮，即形成所谓的柱状上皮岛。在鳞状上皮区很容易看到腺体开口，这些开口呈圆形或椭圆形，口内充满透明黏液。在宫颈炎修复过程中如这些腺体开口被闭塞，黏液潴留形成腺体囊肿。腺体囊肿表面呈穹形隆起，内容物为淡黄色或青白色黏液，表面可见树枝状血管。有些腺体囊肿四周有放射状血管分布。

4.宫颈肥大和腺体囊肿　宫颈肥大和腺体囊肿也是慢性宫颈炎常见的一种表现，宫颈肥大和腺体囊肿可以单独存在，也可以同时发生。前者是指宫颈体积的增大，后者是由于种种原因造成腺体开口的闭锁，腺体分泌物潴留而形成囊肿。

由于慢性炎症的长期刺激，宫颈组织发生充血、水肿，宫颈腺体及间质增生，腺管受周围增生组织的挤压，使腺体产生的黏液难以排出，而形成潴留囊肿，较表浅的腺体囊肿向宫颈表面突出，很容易观察到，而深部的腺体囊肿常导致宫颈呈不同程度的增粗、变大，一般习惯称之为宫颈肥大。深部腺体囊肿肉眼观察难以发现，但做B超检查时可见到宫颈肌壁间有大小不等的圆形液性暗区。

肥大的宫颈表面由于损伤或炎症刺激也可以出现鳞状上皮脱落、而被柱状上皮覆盖。当炎症经过治疗后，宫颈局部充血水肿消退，宫颈表面重新被鳞状上皮覆盖，又恢复为光滑状。但是，增生的结缔组织并不消退，依然存在，故宫颈仍维持其肥大的外观，有时甚至可增大1～2倍或以上。

宫颈肥大和腺体囊肿的主要临床症状为白带增多。另外，由于结缔组织增生及炎症沿宫颈旁或经宫骶韧带向盆腔扩散，故患者经常主诉有腰骶部疼痛或会阴部坠胀感，这是宫颈肥大比较突出的两个症状。

三、宫颈息肉

宫颈息肉是宫颈黏膜局限性增生而形成的堆集，是妇科常见的疾病之一。较大的息肉可能出现一定的临床症状，较小的息肉可无任何症状，只是在妇科检查时被发现。

宫颈息肉发生的原因，一般认为系由于慢性炎症长期刺激，引起宫颈内膜的增生堆集。但也不是所有的宫颈息肉均是宫颈内膜引起的柱状上皮增生堆集。也常见到一小部分患者息肉发生于宫颈阴道部的鳞状上皮部位，此种类型的息肉一般没有较细的蒂，呈舌状突出，质地比较坚实，不易出血，表面被覆鳞状上皮，色泽与宫颈表面的颜色一致，呈粉红色。而起源于宫颈管黏膜的息肉，大多有一个细长的蒂，表面鲜红色，质软，极易出血。息肉可单发，也可多发。多发性息肉往往蒂比较短，呈簇状堆集于宫颈口处。息肉的大小不一，小者直径仅几毫米，大者可达数厘米。宫颈息肉可发生于任何年龄，但多见于40～45岁以后的经产妇。

宫颈息肉虽为比较常见的妇科疾病，但由于其体积小，可无任何症状，往往因患其他妇科疾病检查时才被发现。较大的息肉可能出现白带增多，或有接触性出血，特别在性交或排便后出现点滴状出血或血性白带，出血量一般不多。表面被覆鳞状上皮的息肉，由于其质地较韧，一般无接触性出血或血性白带。如宫颈息肉伴有较重的宫颈炎，也可出现宫颈炎的症状。

宫颈息肉病理检查时可见息肉中央为一纤维结缔组织形成的纵轴，其中血管多而密集，外有宫颈固有的组织，包括腺体与间质，表面为宫颈黏膜覆盖，组织成分和结构基本上与正常宫颈组织相同，此为典型的息肉组织像。起源于宫颈阴道部表面覆盖鳞状上皮的息肉比较少见，此种息肉实质上为宫颈管组织增生后自宫颈阴道部鳞状上皮区疝性脱出，与宫颈息肉的区别是表面被覆的上皮不同。

宫颈息肉一般均为良性，但摘除后常复发。宫颈息肉偶有恶变可能，恶变率为0.2%～0.4%，摘除后应常规送病理检查，以免延误诊断。

由于息肉易出血，细胞学检查标本片中常见新鲜红细胞，除可见宫颈炎涂片中的细胞外，很容易发现柱状上皮细胞。

第三节　　宫颈良性赘生性和非赘生性疾病

一、宫颈白斑

宫颈白斑是宫颈阴道部出现的一种白色不透明的斑片状病变。因其有恶变倾向，故有人将其列为癌前病变。

宫颈白斑的病因还不太清楚，有时常与宫颈非典型增生、原位癌或早期浸润癌并存。因此，宫颈白斑的病因可能与宫颈癌的致病因素有关，如早婚、早育、宫颈炎症刺激、内分泌紊乱或疱疹病毒Ⅱ型感染等。

宫颈白斑大体观察，可见宫颈上有白色不透明的斑片状区域，大小形态不一，一般较小，单个或多个出现，个别病例白斑范围可超越宫颈表面而达穹隆部。表面呈白色或灰白色，略高出宫颈黏膜面，白斑边缘可整齐或不规则。如果将白斑表面上皮擦去，基底部常呈点状出血。其病理学特征为：白斑表层出现角化或不全角化，上皮细胞增生肥大，棘细胞层增厚，上皮脚增长、增宽，上皮下有圆形细胞及淋巴细胞浸润。如果宫颈黏膜上皮表面有2～3层角化或不全角化，其下之棘细胞及基底细胞层保持正常状态或良性增生者，为白斑Ⅰ级；角化层下细胞增生不典型者，为白斑Ⅱ级。

单纯宫颈白斑一般无明显临床症状，但若合并宫颈糜烂或宫颈黏膜外翻时，则白带多或伴血性白带。

对于宫颈白斑的诊断，通过肉眼观察，可发现宫颈表面有白色斑块状区域，细胞学检查可见多量表层细胞，偶可见超角化细胞。TBS分级多为高度鳞状上皮内病变。但要确诊则需行阴道镜及活体组织检查。阴道镜检查一般将白斑分为三种类型：单纯白斑、白斑基底及白斑镶嵌。

（一）单纯白斑

境界清楚的白色区域，稍凸起，大小、形态、数目不等，白斑薄而平滑，呈珍珠样光泽，此属单纯白斑。涂3%醋酸后白斑区明显隆起，境界更为清晰，色泽变得更白。如白斑明显增厚、粗糙、形态不规则且明显突出于宫颈表面者，表示上皮增生活跃，应警惕有恶变可能。

（二）白斑基底

由于炎症或其他机械性因素，覆盖于白斑表面的角化上皮脱落后，阴道镜观察可见白斑基底，其表面光滑，微白色，边界清楚，涂3%醋酸后明显变白，在白色背景上可看到散在的鲜红色点状血管，其图像如妇女做针线活手指上戴的"顶针"的图案。

（三）白斑镶嵌

白色上皮呈片状或块状增生，每块稍隆起的白色或淡黄色区域四周常围绕方形或多角形红色网状血管，似红色细线镶嵌的花纹，大小形态均相似，如鱼鳞状或蜂窝状。一般表面平坦，异形上皮增生过快时，则镶嵌区表面不规则、隆起，并将血管推向四周，标志细胞增生过速，要注意有癌变可能。

二、宫颈中肾管囊肿

中肾管囊肿来源于胚胎时期中肾管遗迹，正常情况下，在人胚胎发育过程中，随着生殖腺发生分化，男性的副中肾管退化，女性的副中肾管继续发育，形成输卵管、子宫体、宫颈和阴道上段。女性的中肾小管除近头端的一部分继续发育形成卵巢冠，近尾端的中肾小管衍变成女性卵巢旁体外，其余的逐渐退化。在病理情况下，中肾管遗迹的任何部分皆可由于不完全退化或囊性扩张而形成囊肿。其中发生在宫颈者，便称为宫颈中肾管囊肿。

宫颈中肾管囊肿多位于宫颈的两侧壁，一般为单个，呈圆形或卵圆形，直径多在2～5 cm。但有时也可能较大，引起性交困难或性交疼痛，甚至阻碍分娩。如果宫颈中肾管囊肿同时合并阴道和阔韧带中肾管囊肿时，彼此也可相通，形成由盆腔至阴道的大囊肿。

宫颈中肾管囊肿的内壁多为单层立方上皮或带纤毛的柱状上皮，有时内壁还可见到复层鳞状上皮。囊肿内容物多为水样、浆液性液体。

三、宫颈黏膜下肌瘤

子宫肌瘤是女性生殖系统最常见的良性肿瘤之一，肌瘤生长在宫颈者称为宫颈肌瘤。根据肌瘤生长部位的不同，宫颈肌瘤又可分为宫颈浆膜下肌瘤、宫颈壁间肌瘤及宫颈黏膜下肌瘤三种类型。以下主要介绍宫颈黏膜下肌瘤。

较小的宫颈黏膜下肌瘤无任何症状，随着肌瘤的增大，可能压迫宫颈管引起不孕，患者往往是由于不孕而来就诊。如肌瘤继续增大形成一个较长的蒂，则肌瘤可脱出宫颈口之外。此时患者出现白带增多，白带为水样或血性，部分患者主诉有接触性出血或不规则出血。

带蒂黏膜下肌瘤分娩如伴有感染坏死，肉眼观察易误诊为宫颈癌，妇科检查可发现肿瘤不发生于宫颈，其蒂伸入宫腔。若涂片细胞学检查背景呈炎症改变，污秽伴大量白细胞，如有出血可见红细胞。由于其为良性肿瘤，片中看不到恶性细胞。

四、宫颈血管瘤

宫颈血管瘤比较罕见，由于早期无任何临床症状，往往是因其他疾病就诊在妇科检查时发现。若血管瘤逐渐增大，常有白带增多、血性白带或接触性出血。

1.阴道镜检查　网状型在宫颈表面出现密集血管网，紫红色，压之褪色。若血管瘤继续增大，则向宫颈表面突出，暗红色，呈单个球形突起或表面高低不平，布满高度迂曲怒张的血管。

2.细胞学检查　属良性改变。

第四节　宫颈上皮内瘤变和宫颈癌

一、宫颈上皮内瘤变

我国每年有宫颈癌新发病例约13.15万，约占世界宫颈癌新发病例总数的28.8%，每年约有5万人死于宫颈癌，占世界宫颈癌死亡总数的25%。

早在20世纪80年代，宫颈癌出现年轻化趋势，国外有人报道25～34岁宫颈癌患者由70年代的86/10万增加到80年代初的161/10万。郑州大学第二附属医院妇产科的资料显示：<40岁宫颈癌患者由1992年的11%上升至1999年的42%，发病年龄由53岁降至41岁。1996～2005年住院的宫颈癌患者<35岁者占21.3%。而2014年4月1日至2016年4月1日，收治宫颈癌患者95例，其中<35岁者占9.5%，有明显下降，其原因可能是癌前病变筛查的普及，减少了年轻宫颈癌患者的发病率。宫颈上皮内瘤变Ⅱ、Ⅲ级患者<35岁者约占30%，而2014年4月至2016年4月宫颈上皮内瘤变<35岁者约占33.6%，与前者相比，略有增加。因宫颈上皮内瘤变而住院的人数明显增加。

鉴于上述原因，为预防宫颈癌的发生，必须重视宫颈癌的癌前病变——宫颈上皮内瘤变的诊断和治疗，只有这样才能早期发现宫颈癌，从而提高宫颈癌的治愈率。

宫颈上皮内瘤变是一组宫颈癌癌前病变的通称。20世纪80年代，我国将CIN译为宫颈上皮内瘤变，由于能反映该病变的连续过程，被国内学者所接受。

（一）宫颈上皮内瘤变的分型

宫颈上皮内瘤变包括鳞状上皮内瘤变和腺体的上皮内瘤变。

1.鳞状上皮内瘤变　鳞状上皮内瘤变一般发生在鳞柱交界处的鳞状上皮。

宫颈上皮内瘤变的细胞病理学表现为鳞状上皮内出现异形细胞，核增大、深染、分裂象增多、排列紊乱等。宫颈上皮内瘤变的分级：根据异形性的程度及累及上皮的层次将宫颈上皮内瘤变分为三级。

（1）宫颈上皮内瘤变Ⅰ级：指子宫颈轻度不典型增生，异形细胞局限于上皮层下1/3范围。

（2）宫颈上皮内瘤变Ⅱ级：指宫颈中度不典型增生，异形细胞占据上皮层下部1/3～2/3范围。

（3）宫颈上皮内瘤变Ⅲ级：指宫颈重度不典型增生和（或）原位癌，异形细胞超过上皮层下部2/3，甚至可达全层。

2.宫颈腺体的上皮内瘤变　宫颈腺体的上皮内瘤变又称腺体的不典型增生和原位腺癌，也发生在宫颈上皮移行区，发病年龄与宫颈上皮内瘤变相同，但非常少见，仅占宫颈上皮内瘤变的1%。宫颈腺体的上皮内瘤变的分级标准不像宫颈上皮内瘤变的那样完善，识别有一定难度。

宫颈上皮内瘤变的发展与转归有三种形式：①消退或逆转；②持续不变；③进展。

（二）宫颈上皮内瘤变的危险因素

（1）有多个性伴侣的妇女，或其男性性伴侣有多个性伙伴。

（2）初次性交年龄低的妇女。

（3）男性性伴侣有其他患宫颈癌的性伙伴。

（4）曾感染人乳头瘤病毒或患尖锐湿疣的妇女。现在或既往曾感染单纯疱疹病毒的妇女。

（5）患有其他性传播疾病的妇女。

（6）接受免疫抑制剂治疗或免疫功能低下的妇女。

（7）吸烟及滥用其他物质（如乙醇等）者。

（三）关于人乳头瘤病毒与宫颈上皮内瘤变

人乳头瘤病毒与宫颈上皮内瘤变的发生是密切相关和高度一致的，有70%~80%的妇女一生中曾感染过人乳头瘤病毒，80%的人在8~10个月中，人乳头瘤病毒被清除。剩余的20%在3年内又有80%被清除。体内呈游离状态的人乳头瘤病毒可被体内抗体中和而被清除，被整合到细胞DNA的人乳头瘤病毒可能发展成持续感染，只有持续感染才可能发展成宫颈上皮内瘤变。检测人乳头瘤病毒的价值在于对宫颈上皮内瘤变的发展风险进行评估，我们应明确告诉患者只有人乳头瘤病毒阳性而细胞学正常不是病，其只是病毒携带者，宫颈上皮内瘤变才是疾病。

（四）临床表现

1.年龄　以20~40岁为发病高峰期，亦有年轻化趋势。常发生于鳞柱交界区，病灶可单发或多发，可累及颈管或穹隆部，其中6点处最常见，约占60%。

2.症状　一般无明显症状，或有白带增多及接触性出血。

3.体征　宫颈可外观正常，也可为肥大、充血等慢性宫颈炎表现。

（五）诊断

目前主张采用三阶梯诊疗程序，即宫颈细胞学检查、阴道镜检查、宫颈活检病理检查。

1.阴道脱落细胞学检查　巴氏涂片五级分类，准确率为67%~92%，但假阴性率高达53%~90%。薄层细胞学检测系统（TCT）目前国内应用比较多，同类产品还有LCT、M-LCT、LPT、TLT、国产自动细胞制片机等。TCT的优点：清晰、细胞分布均匀、阳性检出率高、假阴性率低。TCT的缺点：对晚期癌症的涂片背景不如巴氏涂片。

2.阴道镜检查指征

（1）无明确意义的不典型鳞状上皮细胞（ASC-US）。

（2）不典型鳞状上皮细胞不排除高度病变（ASC-H）。

（3）不典型腺上皮细胞（AGC）。

（4）低度鳞状上皮内病变（LSIL）。

（5）高度鳞状上皮内病变（HSIL）。

（6）可疑浸润癌或癌。

（7）长期治疗不愈的宫颈炎。

（8）细胞学正常但肉眼观察疑癌。

（9）宫颈锥切术前准确确定病变范围。

3.宫颈活体组织检查　宫颈活体组织检查包括多点活检；阴道镜指导下活检。病理是诊断宫颈上皮内瘤变的金标准。

4.颈管诊刮　颈管诊刮特别适用于细胞检查异常，而阴道镜检查及病理检查正常者、鳞柱交界退缩至宫颈口内者；或宫颈表面正常细胞学检查发现异常腺细胞者。

5.诊断性锥切的指征　诊断性锥切的指征是细胞学、阴道镜检查与病理结果不一致；细胞学、阴道镜、病理可疑浸润癌；微小浸润癌需准确分期；颈管诊刮不满意。

（六）治疗原则

宫颈上皮内瘤变Ⅰ级中65%可逆转，仅15%进展，如病变范围小、人乳头瘤病毒阴性，可药物治疗或观察。宫颈上皮内瘤变Ⅱ级中有40%进展，应选择物理治疗或LEEP治疗。宫颈上皮内瘤变Ⅲ级中18%～36%可发展成浸润癌，应冷刀锥切或子宫切除。

1.药物治疗　药物治疗包括免疫调节剂、维甲酸类药物、重组病毒疫苗、针对致病微生物类药物、中药栓剂治疗等。

2.物理治疗　物理治疗如微波、激光、冷冻、电凝等，适用于病变范围较小的宫颈上皮内瘤变Ⅰ、Ⅱ级。

3.光动力学（photodynamic therapy，PDT）治疗　其基本原理是光敏物质进入人体优先被肿瘤细胞吸收聚集，受光照呈激发状态产生荧光，通过光谱分析用于诊断。在化学退激过程可产生大量活性氧，与生物大分子作用产生细胞毒作用，导致肿瘤细胞受损、死亡。

4.宫颈锥切　宫颈锥切包括LEEP锥切、药物锥切、激光锥切、冷刀锥切等。

（1）LEEP锥切：优点为快速、安全、出血少、易掌握、并发症少、无须住院、患者易于接受。适用于宫颈上皮内瘤变Ⅱ级或宫颈上皮内瘤变Ⅱ～Ⅲ级。LEEP锥切的缺点：由于是电波刀手术，其圆锥边缘的细胞会受到一定影响，如细胞核肿胀、细胞变形等，影响病理的准确诊断。锥切后创面如出血应点状电凝，不要全面电凝，因为全面电凝易出现脱痂后出血。

（2）药物锥切：优点是简单易操作，缺点是去除的范围、深度不易掌握。

（3）激光锥切：优点是简单易操作，缺点是手术时烟雾较大，深度不易控制，脱痂时易出血。

（4）冷刀锥切：适用于宫颈上皮内瘤变Ⅲ级要求保留子宫的年轻女性。优点：圆锥边缘清晰，不受破坏，便于病理检查圆锥边缘有无病灶残留。缺点：手术有一定难度，出血及并发症稍多。

宫颈上皮内瘤变治疗后有残留或复发风险。宫颈病变锥切治疗后都存在病灶残留的可能和存在复发风险。综合发生浸润癌的风险为0.53%，治疗后的患者复发风险比正常人群要高5倍。阴道上皮内瘤变的发生率比无宫颈病变的妇女明显增高，应引起医务人员的高度重视。

人乳头瘤病毒对评估宫颈上皮内瘤变复发的价值：有研究表明，宫颈上皮内瘤变宫颈锥切后细胞学正常而人乳头瘤病毒仍阳性的患者，约70%在2年内宫颈上皮内瘤变病变复发。

5.筋膜外子宫切除术　筋膜外子宫切除术适用于宫颈上皮内瘤变Ⅲ级不需要保留子宫的妇女。

（七）妊娠与宫颈上皮内瘤变

妊娠期细胞学异常的检出率为5%～10%，其中以ASC-US、AGC常见。多数学者认为妊娠不是加速宫颈病变的危险因素，约75%的孕期宫颈上皮内瘤变可在产后半年消退。对于宫颈上皮内瘤变Ⅰ、Ⅱ级可在严密观察下至分娩，观察至产后6周，若仍为宫颈上皮内瘤变按非孕期处理。妊娠期"不典型鳞状上皮，不除外高度鳞状上皮内病变"及"低度鳞状上皮内病变"因其发展成宫颈癌的概率很低，无须立即进行活检，继续观察3个月后复查涂片，许多与妊娠有关的细胞会消退。若产后复查细胞仍阳性，应做活检。对妊娠期"高度鳞状上皮内病变"应由经验丰富的医生做阴道镜检查，对怀疑重度病变或癌的部位进行活检，但不做颈管诊刮。也有报道宫颈上皮内瘤变Ⅱ～Ⅲ级在妊娠中期行宫颈锥切，不增加不良妊娠率，但报道数量有限，应慎重。

1.人乳头瘤病毒感染合并妊娠的处理　人乳头瘤病毒感染的处理原则是"治病不治毒"，即仅治疗病灶而不治疗人乳头瘤病毒本身。如病灶小，可局部涂三氯醋酸，病灶大应酌情采用物理治疗、手术切除或终止妊娠。产后应对母婴长期随访。

2.关于分娩方式　宫颈上皮内瘤变的稳定状态与分娩方式无关，分娩方式取决于产科指征。由于妊娠期宫颈上皮内瘤变有较高的发生率，应将1年内未进行防癌检查的妇女纳入产前常规检查。

总之，对妊娠期合并宫颈上皮内瘤变的处理方案应与患者及其家属做好充分沟通，原则上兼顾母亲及胎儿。

人乳头瘤病毒疫苗已成功面世，这是年轻女性的福音，它可能使子宫颈癌成为唯一可预防或被消灭的恶性肿瘤。

二、子宫颈癌

子宫颈癌为最常见的女性恶性肿瘤，占女性生殖器恶性肿瘤的首位。发病年龄以40～60岁最多，60岁以后又有下降趋势。但近年来，由于人乳头瘤病毒感染的蔓延，宫颈癌发病出现明显年轻化趋势，严重威胁年轻女性的健康与生命，已受到妇产科医生的高度重视。

子宫颈癌早期阶段可无任何症状，随着病情的发展可出现白带增多及接触性出血，分泌物多为洗肉水样或米汤样，伴有恶臭，如为菜花形则极易出现阴道出血，有时出血量大，十分凶险。晚期出现因压迫周围神经而引起的下肢疼痛或盆腔部位剧烈的疼痛，若压迫输尿管则出现肾盂积水、尿毒症。如有远处转移，会出现相应部位的症状。

阴道脱落细胞学检查、阴道镜检查、活体组织检查是诊断子宫颈癌的有效手段。早期阶段，采用阴道脱落细胞学检查，细胞学检查可见标本片背景很脏，细胞核明显增大浓染，染色质颗粒粗糙，核畸形常见，细胞大小不一，外形异常，细胞浆明显减少，核浆比改变。若为子宫颈腺癌，细胞核膜增厚、核仁增多。除细胞学检查外应辅以阴道镜检查，在阴道镜指导下对可疑病变部位活检，可大大提高活检的阳性率。

由于子宫颈癌表现有局部组织的明显增生，因而其血管也呈适应性生长，并经常出现异形血管，如逗点状血管、螺旋状血管、血管排列紊乱等表现。早期子宫颈癌病变尚局限在基底层，肉眼观察宫颈可能呈光滑状。但阴道镜检查可见到局部血管呈点状改变，也可出现镶嵌改变，上皮出现白色上皮改变。

发展至浸润癌阶段，肿瘤往往突出宫颈表面。由于血管的生长速度难以适应肿瘤的快速生长，故引起局部缺血、水肿，阴道镜下整个背景呈橘黄色改变。癌组织向表面突出，可出现乳头状基底；癌组织如呈溃疡状改变，则往往有一锐利边缘。癌灶如伴有感染、坏死，其表面被覆一层灰黄色、混浊无结构的薄膜，镜下呈猪油样改变。癌肿如为内生型，宫颈表面呈现殷红色无结构的图像，称为无特殊红色区，质硬易出血。癌灶旁往往伴发有血管异常、镶嵌等改变。

第四章
诊断方法和诊断标准的演变

第一节 制、阅片技术改进

20世纪40年代，希腊医生帕帕尼科拉乌（Papanicolaou）首先将宫颈涂片应用于子宫颈癌的诊断，并在美国妇产科杂志发表文章，介绍了细胞涂片对诊断子宫颈癌的价值，得到了妇产科医生的认可。该项技术很快被推广到世界各国应用。阴道细胞学检查的推广应用使很多宫颈癌患者被早期发现、获得了及时治疗，大大降低了病死率，时至今日该项技术仍在一些国家广泛应用。由于他的卓越贡献，奠定了他作为"细胞学之父"的地位，开创了宫颈细胞学及现代诊断细胞学的新纪元。1954年正式提出了巴氏五级分类标准，一直沿用至今。由于时代及技术的限制，逐渐暴露出巴氏制片技术的缺陷：由于是人工涂片，使标本厚薄不一，且采集的细胞标本不能全部涂在玻片上，丢失较多。故巴氏涂片阳性检出率偏低，而假阴性率较高。90年代制片技术出现了突破性进展，美国Cytyc公司推出了新柏氏技术（thin-prpe），国内称之为TCT（thin-prep cytology test）检测，该方法给传统的制片技术带来革命性进展。它制出的细胞标本片薄而均匀，细胞丢失少，因而提高了阳性检出率。阳性检出率的准确性，除与制片技术有关外，还与阅片者的水平、熟练程度、责任心密切相关。对于阅片方法，最初是用单目光学显微镜，观察时不太方便，后改进为双目显微镜。为了教学的方便，又生产出了可供多人同时观察的教学显微镜，主镜上安装有可调节的指示箭头，这样可以指导学生同时观察一个细胞，大大提高了教学质量。随着电子技术的进步，又研制生产出了可传输图像数字的显微镜，将欲观察的图像显示在液晶屏上，并配有电子计算机及彩色打印机各一台，不仅能存储、调阅图片，还能打印附有彩图的诊断报告。如何克服阅片医生水平不一所造成的漏诊或误诊、减少阅片医生繁重的工作量并能提高阳性检出率，成为大家关注的问题。随着计算机技术的发展和应用，20世纪80年代后期，研制出了电脑显微扫描仪（PAPNET scanner），中国称之为CCT检查。该项检查可将宫颈细胞涂片放在显微镜下进行电脑扫描，根据涂片面积大小，计算机可将其分为 3 000～5 000个区域，再按区域全面扫描。扫描分两步进行，分别用200倍和400倍放大，最后选出128个"病变"最明显的细胞，通过自动对焦的数码相机录入计算机再刻录到光盘上。病理医生通过计算机显视屏阅读检出128个细胞。如发现可疑细胞，可借助自动定位系统在原涂片上找到该细胞，由病理医生对该细胞或全片进行评估，进而做出正确诊断。但有研究表明，如用该系统进行初筛，其敏感性可能低于有经验的专业人员。1995年美国食品及药品管理局（FDA）批准把电脑显微扫描仪用于实验室质量控制工作，对人工筛查阴性的涂片进行复查，以期检出可能存在的假阴性涂片。该系统在阴性涂片质控复查中的敏感性相当于专业人工复查。总之，随着科学技术的飞速发展，不管是制片技术或是阅片技术都有了长足进步。

第二节　诊断标准的演变

一、巴氏五级分类法

（一）原巴氏五级分类法

1. Ⅰ级　正常，为正常的阴道细胞涂片

2. Ⅱ级　炎症，细胞核普遍增大，淡染或有双核，有时染色质较多，胞浆可有变形，有时可见核周晕或浆内空泡。

3. Ⅲ级　可疑癌，胞浆变少，核增大，核形可以不规则或双核，染色加深，数量可较多而核异形程度较轻，是正常细胞向癌细胞发展的过渡阶段。

4. Ⅳ级　高度可疑癌，细胞具有恶性改变，核大深染、核形不规则、核染色质颗粒粗、分布不均、胞浆少，但在涂片中数量较少。

5. Ⅴ级　发现癌细胞，发现具有典型癌细胞特征的细胞，且数量较多。

（二）改良巴氏五级分类法

1978年在全国宫颈癌防治研究协会会议上，杨大望教授主持制定了改良巴氏五级分类法，对每级分类标准进行了细化。

1. Ⅰ级　未见异常细胞，基本正常。

2. Ⅱ级　见有异常细胞，但均为良性。

（1）Ⅱa：轻度（炎症）核异质细胞，但均为良性。

（2）Ⅱb：重度（癌前）核异质细胞，但仍属良性范围，需定期复查。

3. Ⅲ级　发现可疑恶性细胞。

（1）性质不明细胞。

（2）细胞形态明显异常，难以肯定良恶性质，需近期复查核实。

（3）未分化或退化的可疑恶性与恶性裸核。

4. Ⅳ级　发现有待证实的癌细胞（有高度可疑的恶性细胞），细胞有恶性特征，但不够典型且细胞数目少，需要核实，如高度可疑的未分化的恶性细胞，或少数未分化的癌细胞。

5. Ⅴ级　发现有癌细胞，细胞有明显的恶性特征或数目较多，可互相比较以确定为恶性者，如高分化的鳞癌或腺癌细胞；成群未分化或低分化的癌细胞。

二、宫颈上皮内瘤变诊断标准

宫颈上皮内瘤变是一组与宫颈浸润癌密切相关的癌前期病变的通称，它充分反映了子宫颈癌的发生发展过程。宫颈上皮内瘤变分为三级，即宫颈上皮内瘤变Ⅰ级（轻度不典型增生）、宫颈上皮内瘤变Ⅱ级（中度不典型增生）、宫颈上皮内瘤变Ⅲ级（重度不典型增生和原位癌）。1988年世界卫生组织建议用描述性语言和宫颈上皮内瘤变作为宫颈细胞学诊断癌前病变的报告。建议应用以下术语：

（1）涂片不满意（应注明理由）。

（2）无异常细胞。

（3）不典型细胞形态符合：炎症影响、滴虫影响、病毒影响、酵母菌影响、放射线影响、角化影响、不典型化生、湿疣影响及其他影响。

（4）异常细胞形态符合不典型增生：轻度不典型增生（宫颈上皮内瘤变Ⅰ级）；中度不典型增生（宫颈上皮内瘤变Ⅱ级）；重度不典型增生（宫颈上皮内瘤变Ⅲ级）。

（5）异常细胞形态符合恶性肿瘤：原位癌（宫颈上皮内瘤变Ⅲ级）；浸润性鳞癌；腺癌不能肯定类型。

（6）不能肯定类型的异常细胞。

三、TBS诊断标准

1988年美国50位细胞病理学家在美国马里兰州贝塞斯达（Bethesda）召开会议，提出描述性宫颈细胞诊断报告方式（the Bethesda system，TBS），以后又分别于1991年和2001年进行了两次修改。2001年推出的TBS相关术语包括：直接涂片或液基制片；标本质量评估：满意或不满意；总分类：阴性或上皮细胞异常；简述细胞自动识别方法和结果；描述诊断；提出有关建议。在应用过程中有所改动，故又称为改良TBS。

（一）TBS分类法

1.正常　未见癌细胞或癌前病变细胞（鳞柱状上皮正常范围）。

2.反应性细胞改变

（1）炎症反应性细胞改变。

（2）萎缩反应性细胞改变（伴或不伴炎症）。

（3）宫内节育器的反应性细胞改变。

（4）放疗反应性细胞改变。

3.上皮细胞异常

（1）鳞状上皮：

1）不典型鳞状上皮细胞（ASC）。

A.无明确诊断意义的不典型鳞状上皮细胞（ASC-US）。

B.不典型鳞状上皮，不除外高度鳞状上皮内病变（ASC-H）。

2）低度鳞状上皮内病变（LSIL）。

3）高度鳞状上皮内病变（HSIL）。

4）鳞状细胞癌。

（2）腺上皮：

1）不典型腺上皮细胞（AGC）。

2）腺原位癌（AIS）。

3）宫颈腺癌。

4）宫内膜腺癌。

5）宫外腺癌。

6）癌细胞（不能分类）。

（二）反应性改变和上皮细胞异常

TBS只对各种异常细胞进行大体的分类，并没有各种异常改变的详细说明，国内病理专家对各种异常改变有一个共识性的解读，分为反应性改变和上皮细胞异常两大类，现介绍如下。

1.反应性改变

（1）多量球杆菌符合阴道变异菌群（图4-1）：

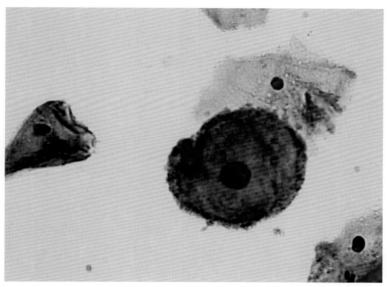

图4-1

线索细胞。×400

1）发现多量鳞状上皮细胞被球杆菌覆盖，尤其沿细胞膜边缘排列，外观呈线索状，故名线索细胞。

2）小的球杆菌亦充满上皮细胞间的背景中。

（2）细胞形态改变与单纯疱疹病毒感染有关（图4-2）：

1）细胞增大，大小不一致。

2）细胞核呈多核，排列拥挤但不重叠。

3）细胞核呈"毛玻璃"外观，核边缘染色质深染形似核套。

4）核内可见深曙红色包涵体，其周围有晕或透明狭窄区。

（3）细胞改变与人乳头瘤病毒感染有关（图 4-3）：

1）可见挖空细胞，鳞状上皮细胞稍增大，单核或双核，略深染。核周呈

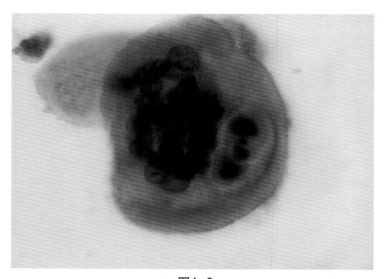

图4-2

符合疱疹病毒感染。×400

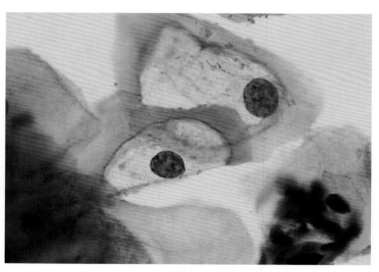

图4-3

符合人乳头瘤病毒感染。×400

空泡状，胞浆蓝染或红染。

2）可见角化不良细胞，单个散在或成堆出现，胞浆红染，胞核稍大并多呈固缩状。

3）湿疣外底层细胞：外底层细胞核正常或稍大，染色质污秽状，核周可见窄空晕。

（4）宫内节育器反应性改变（图4-4）：

1）柱状上皮细胞呈小团，背景干净。

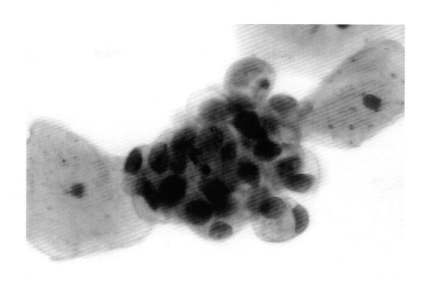

图4-4

宫内节育器反应性改变。×400

2）偶见单个上皮细胞，核大而核浆比增高。

3）细胞核常退变，核仁可能明显。

4）胞浆内有时出现大空泡将核推向一边，状如印戒。

（5）放疗反应性改变（图4-5）：

1）细胞明显增大，但核浆比无明显失常。

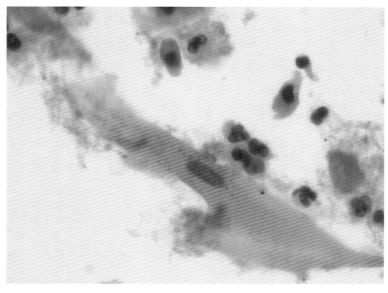

图4-5

放疗反应性改变。×200

2）细胞可能畸形。

3）胞浆中可能出现空泡或多彩染色。

4）细胞核增大、退变，或出现多核。

（6）萎缩性改变（图4-6）：

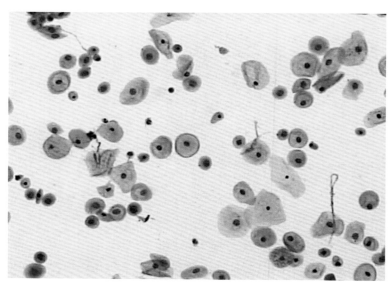

图4-6

萎缩性改变。×100

1）可现萎缩上皮细胞，底层细胞多见。

2）裸核常见，可有核碎裂。

3）背景较脏，常见多量白细胞或细胞碎片，有时可见小组织细胞。

4）底层细胞有时染成橘红色或曙红色。

2．上皮细胞异常

（1）不典型鳞状上皮细胞（ASC）：

1）无明确诊断意义的不典型鳞状上皮细胞（图4-7）。

A．核增大，面积比正常中层细胞核大2.5～3倍。

B．核浆比（N／C）轻度增加。

C．核和细胞形状有些不一致。

D．可以看到双核细胞，细胞核轻度深染，染色质分布均匀。

E．核轮廓光滑规则，少见不规则的核轮廓。

2）不典型鳞状上皮，不除外高度鳞状上皮内病变（图4-8）。

A．重度不典型化生细胞（非成熟型）。

B．储备细胞重度不典型增生。

C．少数不典型小细胞，诊断高度鳞状上皮内病变证据尚不足。

D.不典型修复细胞与癌难鉴别时。

E.不规则组织碎片，细胞排列紧密，极向紊乱，难以肯定为高度鳞状上皮内病变。

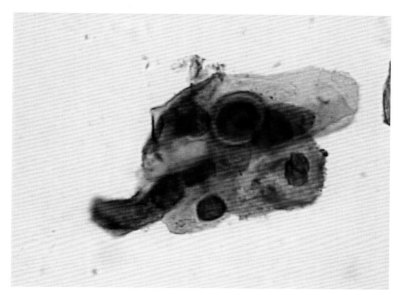

图4-7

无明确诊断意义的不典型鳞状上皮细胞。×400

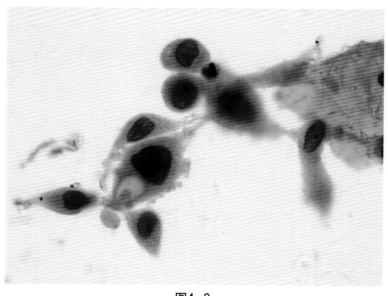

图4-8

不典型鳞状上皮，不除外高度鳞状上皮内病变。×400

（2）低度鳞状上皮内病变（与宫颈上皮内瘤变Ⅰ级和轻度不典型增生术语符合）（图4-9）：

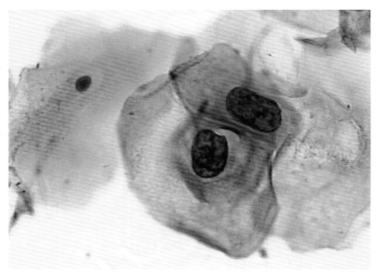

图4-9

低度鳞状上皮内病变。×400

1）细胞单个或片状排列。

2）胞浆"成熟"或表层胞浆。

3）核增大，比正常中层细胞核面积至少大3倍。

4）核大小形状中度不一致，双核或多核常见。核深染，染色质分布均匀。

5）如果胞浆有人乳头瘤病毒感染改变时，核表现退变或模糊状。

6）核仁少见，或出现也不明显。

7）细胞边界清楚可见。

（3）高度鳞状上皮内病变（与宫颈上皮内瘤变Ⅱ级、宫颈上皮内瘤变Ⅲ级和原位癌术语符合）（图4-10）：

1）细胞常单个或成片排列。

2）细胞核异常，鳞状上皮细胞大多具"不成熟"胞浆。

3）核增大在低度鳞状上皮内病变范围内，由于胞浆减少使核浆比明显增大。

4）细胞大小比低度鳞状上皮内病变小。

5）核明显深染，染色质可能呈颗粒状或块状，但分布均匀。

6）核轮廓可能不规则，核仁常不明显。

（4）鳞状细胞癌：

1）非角化型鳞状细胞癌（图4-11）：

A.细胞大、散在，多数细胞核浆比严重失调。

B.细胞浆多蓝染，胞核明显增大，外形不规则，染色质增多，粗颗粒状

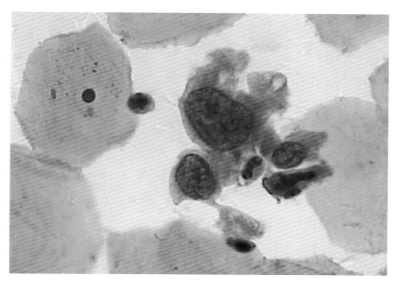

图4-10

高度鳞状上皮内病变。×400

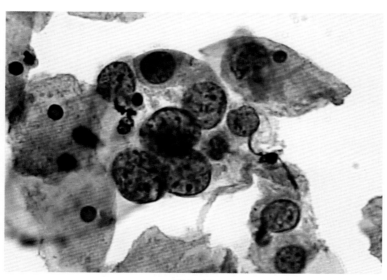

图4-11

非角化型鳞状细胞癌。×400

分布不均匀，可出现块状。

C.核仁明显且常见。

D.涂片背景伴炎症改变，常有退变白细胞、陈旧红细胞，呈典型癌背景，在巴氏涂片尤为明显。

2）角化型鳞状细胞癌（图4-12）：

A.细胞多呈散在排列。

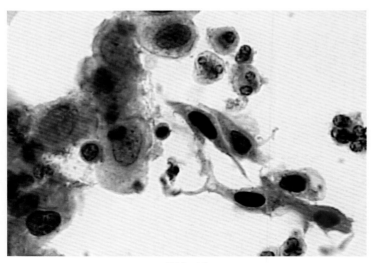

图4-12

角化型鳞状细胞癌。×400

B.癌细胞大小、形状相差悬殊，奇形怪状多见。

C.胞浆常染成橘红或曙红色。

D.核形状和大小多种多样、深染。

E.核染色质分布不均匀，呈块状、颗粒状或固缩状。

F.核仁有时可能出现，比非角化型要少得多。

G.癌性背景可能见到。

3）小细胞型鳞状细胞癌（图4-13）：

A.癌细胞小，呈圆形或卵圆形，成群或散在出现。

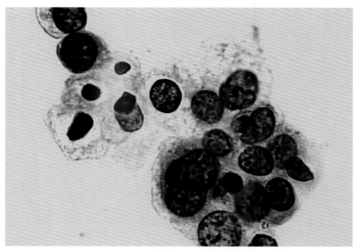

图4-13

小细胞型鳞状细胞癌（癌细胞圆形）。×400

B.胞核大，核浆比重度失调。

C.核染色质分布不均匀，核边不整齐，部分细胞见核仁。

D.胞浆一般蓝染，胞浆少。

E.癌性背景明显。

（5）不典型腺上皮细胞：

1）不典型宫颈管上皮细胞（图4—14）：

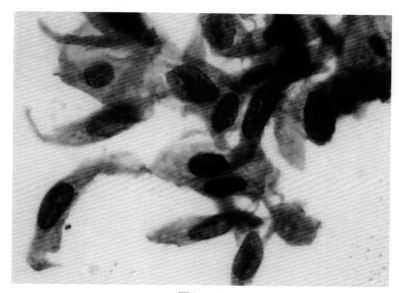

图4—14

不典型宫颈管上皮细胞。×400

A.细胞呈片状排列。

B.核增大，比正常宫颈管细胞核面积大3～5倍。

C.细胞核大小轻度不一致。

D.细胞核轻度深染，常见核仁。

2）不典型宫内膜细胞（图4—15）：

A.3～10个细胞成群排列。

B.细胞核轻度增大、深染。

C.可能看到小核仁。

D.与宫颈内膜细胞比较，胞浆缺乏，偶尔形成空泡。

（6）腺原位癌（图4—16）：

1）细胞排列为片状或团状，核拥挤，由于胞浆减少，核浆比增大可能失去蜂窝状外观。

2）呈栅栏状排列的细胞核及带状胞质向细胞团周围伸出，呈羽毛状或鸡毛掸状，也可呈菊花状排列。

3）细胞核大小不一，深染，染色质颗粒从细小到中等大小。

4）核仁小或不明显，偶可见到核分裂。

5）常可见到细胞核拉长呈层状结构。

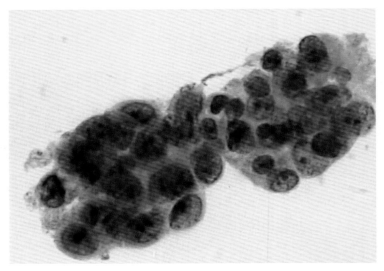

图4-15

不典型宫内膜细胞。×400

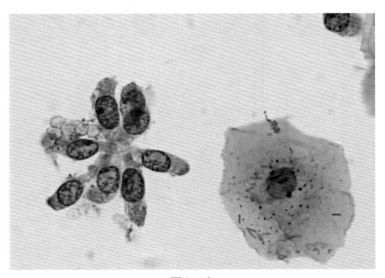

图4-16

腺原位癌。×400

（7）宫颈腺癌（图4-17）：

1）细胞排列可能单个散在或重叠成团块状。

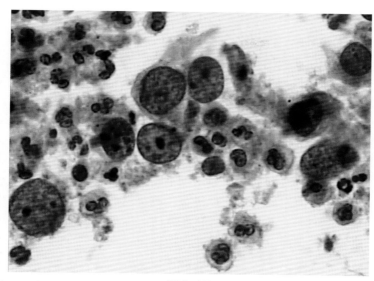

图4-17

宫颈腺癌。×400

2）胞核增大，核膜变厚而不规则。

3）核仁明显，或多核仁。

4）胞浆蓝染或红染，可出现空泡。

5）可见癌性背景。

（8）子宫内膜腺癌（图4-18）：

1）癌细胞单个散在，或呈小而松散细胞团出现。

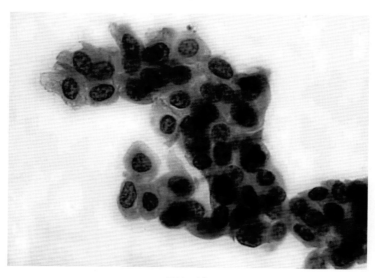

图4-18

子宫内膜腺癌。×400

2）高分化癌，其核轻度增大或明显增大。

3）胞核大小悬殊，低分化癌核极性丧失。

4）核染色质增多，使核边增厚并分布不均。

5）可出现多核仁，大小不一。

6）胞浆嗜蓝，有时缺乏，常见空泡或界线不清，常伴癌背景。

TBS分类法与巴氏五级分类法及宫颈上皮内瘤变分类标准相比更为完善，和病理诊断术语更贴近，但在使用过程中也发现存在一些问题。一是关于"无明确诊断意义的不典型鳞状上皮细胞"，它可能包括一些既不能诊断为炎症、感染或反应性改变的细胞，也不能诊断为癌前病变的细胞或恶性细胞。所以使用中可能出现滥化，致使有人质疑它是否还有存在的必要。但由于各种因素的影响在标本片中确实存在这样的细胞，目前还没有一个非常恰当的术语能替代它，所以发报告时应提出复查建议。另一个争议较大的问题是"高度鳞状上皮内病变"，它包含的范围太大，相当于病理诊断中的中度不典型增生、重度不典型增生和原位癌，使临床医生处置患者时难以抉择。为便于临床医生准确理解病变程度，所以对TBS分类法又进行了改良，在高度鳞状上皮内病变后又分别加注了相当于宫颈上皮内瘤变Ⅱ级或Ⅲ级。

第三节　阴道脱落细胞在诊断卵巢功能方面的应用

一、体内雌激素水平指数

体内雌激素水平指数在临床工作中常用的有以下三种，其中以阴道上皮细胞成熟指数最常用。

（一）阴道上皮细胞成熟指数（MI）

阴道上皮细胞成熟指数临床上最常用，即底层、中层、表层三种上皮细胞的百分比。主要了解体内雌激素水平的高低，方法简便、实用，通过涂片观察可了解各层细胞的全貌，能准确地反映出细微的内分泌状态。

方法：取阴道侧壁细胞制成标本片，低倍镜下观察，选择细胞分布比较均匀的区域，对300个阴道上皮细胞进行分层计数，求得底层/中层/表层各层细胞的百分比。如底层细胞为0，平均每百个细胞中有中层细胞40个，表层细胞60个，则MI为0/40/60。如底层细胞百分率高称为左移，如80/20/0表示雌激素水平低，脱落细胞不成熟。如表层细胞百分率高称为右移，如0/20/80，表示脱落细胞成熟，雌激素水平高。总之，可根据三层细胞的比例，判断体内雌激素水平状态。

（二）致密核细胞指数（KI）

致密核细胞指数为表层细胞中致密核细胞所占的比例。如在100个表层细胞中有30个致密核细胞，则KI为30%，指数越高提示上皮细胞越成熟。

（三）嗜伊红细胞指数（EI）

嗜伊红细胞指数即表层细胞中胞浆红染的细胞数，指数越高提示阴道上皮细胞越成熟，也反映出体内雌激素水平较高。

二、卵巢功能的细胞学诊断标准

（一）雌激素水平低落

雌激素水平低落以底层细胞计数分为四级。

1.雌激素水平极度低落　阴道上皮萎缩，脱落上皮细胞都来自底层。

2.雌激素水平高度低落　阴道上皮萎缩严重，底层细胞占40%以上，以外底层细胞为主。

3.雌激素水平中度低落　以中层细胞为主，底层细胞（主要是外底层）占20%～40%。见于绝经症状轻或卵巢功能有障碍者。

4.雌激素轻度低落　细胞多属表层，但无致密核细胞，底层细胞占20%以下。提示雌激素水平恰能维持阴道上皮的正常厚度。

（二）雌激素水平影响

涂片中无底层细胞，以致密核表层细胞计数，分为四级。

1.雌激素轻度影响　细胞全为表层细胞，胞浆蓝染，致密核细胞占20%以下，见于月经后期。

2.雌激素中度影响　致密核细胞占20%～60%，见于卵泡迅速发育期或排卵前期。

3.雌激素高度影响　细胞全为表层细胞，致密核占60%～80%，见于排卵期。

4.雌激素过高影响　致密核占90%以上表示雌激素过高，见于体内雌激素水平过高的患者，如颗粒细胞瘤、卵泡膜细胞瘤。

三、正常月经周期中阴道上皮细胞的变化

（一）卵泡期

卵泡期雌激素水平逐渐升高，MI由0/80/20，逐渐右移为0/60/40，到卵泡晚期MI达0/40/60。

（二）卵泡晚期

卵泡晚期，KI可为60%～70%，EI可为45%～75%，细胞平铺、稀排，背景清洁。

（三）黄体期

黄体期阴道上皮细胞受雌、孕两种激素作用，MI呈中移，大约为（0/70/30）±15，变化不大。而KI由早期40%～60%到黄体晚期的20%～30%。EI亦由30%～40%减为5%～10%。上皮细胞显示出黄体分泌的孕激素影响，上皮细胞出现堆集、皱、褶，即典型的黄体期变化——堆、皱、褶。

第四节　影响细胞学诊断的常见因素

一、假阴性的原因

1.涂片和制片技术问题　包括取材位置不当，未包括整个宫颈表面，特别是绝经后妇女，鳞柱交界退缩至颈管内，刮片时不易刮到。TCT技术有效克服了上述缺点且制出的标本片薄而均匀，明显提高了阳性检出率。

2.晚期癌　晚癌期细胞大多变性、坏死、出血，涂片上全为血液。

3.染色问题　染色液未及时更换，核染色过浅，看不清染色质结构。

4.光源不稳定　光线太弱看不清核的结构，光线太强，核内染色质变浅，易把恶性误认为良性。

5.熟练度　特别是小圆细胞癌或小型纤维状癌细胞，如低倍镜下不仔细观察，很容易漏诊。

二、假阳性问题

（1）初学者往往容易将增生的柱状上皮细胞、小组织细胞误认为腺癌细胞。

（2）刚更换的染色液，细胞核内之染色质被染色稍深，易误诊为恶性，应以涂片上白细胞核作为对照，以免误诊。

（3）放射治疗后，鳞状上皮细胞显示核膨胀，浓缩，胞浆内出现空泡，有明显变形，易误认为恶性。

第五章
制片技术及染色方法

第一节　巴氏制片法

巴氏制片法是沿用最早的方法，它是用刮板沿宫颈口旋转取材，将获取的标本均匀地涂在专用玻片上，然后立即将涂有标本的玻片放入盛有95%乙醇的标本缸内固定。取材时一定要注意，刮板必须要光滑，同时能搜集到宫颈管和宫颈表面的细胞。向玻片上涂抹时要使标本集中在玻片的中部，不要太靠两端，标本要薄而均匀。这样制出的标本片便于在显微镜下观察，且细胞相对分散不重叠，可以减少漏诊和假阴性率。如果欲收集宫腔脱落细胞，最好采集后穹隆处标本。如欲检测雌激素水平，则应从阴道侧壁取材。

第二节　液基薄层制片法

20世纪90年代以后，制片技术有了飞跃的进步，将先进的科技成果转化成技术手段，研制出的薄层细胞学检测系统大大提高了制片质量，明显提高了异常细胞检出率，减少了假阴性率。我国北京英硕力新柏科技有限公司率先引进美国Cytyc公司研制的新柏氏膜式过滤技术。它大体分以下几个步骤：

（一）标本采集

液基薄层制片法是用特制的毛刷收集宫颈表面及鳞柱交界处的细胞样本，然后将标本采集器放入装有细胞固定液的标本瓶内旋转清洗，使被采集的细胞迅速固定（图5-1）。

（二）细胞混匀

将标本瓶内放入高6 cm、直径2 cm、顶端有过滤膜的圆柱形过滤器。将标本瓶连同过滤器放置到机器上，开动机器使其旋转以分散黏液，混匀细

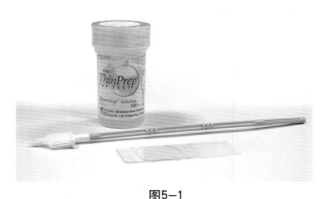

图5-1

采集标本所用的毛刷和标本固定瓶。

胞，由于标本瓶和过滤器表面很光滑不会损伤细胞，也不至于将成团的颈管内膜或宫内膜细胞打散（图5-2、图5-3）。

（三）细胞的采集

细胞混匀后，过滤器停止转动，负压开动，标本液通过滤膜进入过滤器，细胞被贴附在滤膜的外表面。由于滤膜表面微孔仅8μm，足以保证细胞不被滤出而贴附于滤膜上（图5-4）。

（四）细胞转移

当过滤膜被细胞覆盖后，过滤器自动翻转180°，与其上方预置的玻片相对应，当滤膜与玻片接触时，依靠滤器内的微弱正压和滤膜与玻片间的正、负电荷作用，滤膜上的细胞被转移到玻片上，在界定位置形成一个直径2 cm圆形细胞薄层（图5-5）。

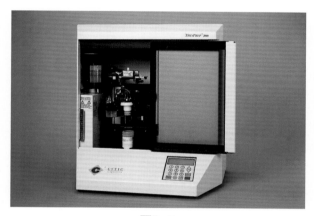

图5-2

新柏氏膜式过滤主机。

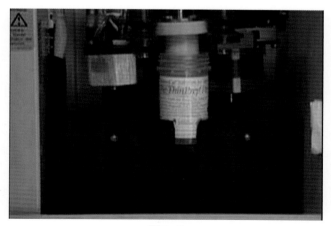

图5-3

细胞混匀过程。

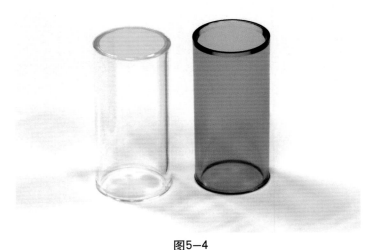

图5—4

白色玻管上方的滤膜微孔仅8 μm。

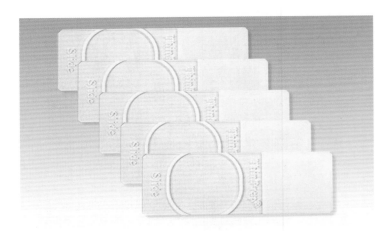

图5—5

特制的玻片，透明度好，中间有直径2 cm的细胞附着区，便于观察。

液基薄层技术最大限度地减少了细胞丢失，去除了影响诊断的杂质，使细胞呈稀疏排列，并且集中在直径2 cm范围内，阅片非常方便，大大提高了阳性检出率，从而降低了假阴性率。

目前我国应用的除TCT外，还有自动细胞学检测系统 [autocyte-prep cytologic test，又称为液基细胞学检测系统（liquid-based cytologic test，LCT）]、手工液基制片技术（manual method liquid cytology test，M-LCT）、利普制片系统（liquid-prep test，LPT）、液基薄层细胞制片技术（thin layer technology，TLT）及国产自动细胞制片机等。

第三节　染色方法

染色的好坏直接决定了标本片的质量，一张染色好的标本片细胞浆和细胞核着色恰到好处，胞核着色深浅适度，结构清晰，背景无杂质。兹介绍两种我们常用的方法。

一、简易巴氏染色法

（一）染料

1.苏木素染液（200 mL）

（1）所需材料：

1）苏木素1 g。

2）95%乙醇10 mL。

3）亚明矾20 g。

4）蒸馏水200 mL。

5）黄色氧化汞0.5 g。

（2）配制方法：将苏木素溶解于乙醇中，再将亚明矾放于蒸馏水中（盖好盖子，以防水分挥发），徐徐加热至沸腾，使其完全溶解。然后将苏木素溶解加入，速加热至沸腾，即挪离火，加入氧化汞粉末，同时搅拌，当溶液转变成深紫色时，表明苏木素已氧化为苏木紫。将烧瓶速置冷水中冷却，以免苏木紫过度氧化成为棕色沉淀，冷却后置于棕色玻璃瓶中，不要密封，以利剩余的苏木素慢慢氧化，配后2周再用。用时将原液酌情加蒸馏水1倍过滤。配料时加 2 mL冰醋酸，以稳定苏木素，抗过度氧化。

2.EA−36染液（100 mL）　EA−36由三种染料配合而成，因易失效，不可多配。

（1）所需材料：

1）淡绿（亮绿）0.5 g，蒸馏水5 mL；待完全溶解后加无水乙醇至100 mL。

2）黄色伊红0.5 g，蒸馏水5 mL；待完全溶解后加无水乙醇至100 mL。

3）俾氏麦棕0.5 g，蒸馏水5 mL；待完全溶解后加无水乙醇至100 mL。

（2）配制方法：用时取A液45 mL、B液45 mL、C液10 mL混合后，加磷钨酸0.2 g及饱和碳酸锂水溶液1滴。三种染液的配合比例并非一成不变，可视具体情况加以调整。

（二）染色方法

（1）蒸馏水：1~5 min。

（2）苏木素染液：5 min。

（3）流水冲洗：3~5 min。

（4）0.25%~0.5%盐酸水溶液：几秒钟。

（5）流水冲洗：5 min。

（6）稀碳酸锂溶液：1 min。

（7）流水冲洗：5 min。

（8）80%乙醇：2 min。

（9）95%乙醇：2 min。

（10）EA-36：5 min。

（11）95%乙醇：2 min。

（12）95%乙醇：2 min。

（13）无水乙醇：2 min。

（14）二甲苯：3 min。

（15）二甲苯：3 min。

（16）中性树脂胶封固。

（三）染色效果

染色后，胞核蓝色，底层、中层细胞胞浆蓝色，表层角化细胞呈粉红色。

（四）说明

苏木素染液及EA-36染液，可视具体情况，如染料配制时间长短、配制季节等来确定染色的时间。

二、改良巴氏染色法

（一）改良巴氏染液配方

1.Gills苏木素（1 000 mL）

（1）所需材料：

1）结晶苏木素2.36 g（或者无结晶苏木素2 g）。

2）硫酸铝17.6 g。

3）碘酸钠0.2 g。

4）蒸馏水730 mL。

5）乙二醇250 mL。

6）乙酸（冰醋酸）20 mL。

（2）配制法：混匀磁性搅拌1 h以上。

2.EA-50染液（500 mL）

（1）所需材料：

1）3%亮绿溶液5 mL（3 g亮绿，100 mL蒸馏水）。

2）20%伊红溶液10 mL（20 g伊红Y水溶或醇溶，100 mL蒸馏水）。

3）95%乙醇350 mL。

4）甲醇125 mL。

5）磷钨酸1 g。

6）乙酸（冰醋酸）10 mL。

（2）配制法：混匀后充分搅拌。配制时需要注意以下几点：①EA-50染液配好后使用滤纸检查。②伊红Y醇溶不易溶解，配制伊红溶液时应充分搅拌使其完全溶解。③碱溶液：饱和碳酸锂加蒸馏水，取上清液，加入适量蒸馏水。

（二）染色方法

（1）蒸馏水：1~5 min。

（2）苏木素染液：5 min。

（3）流水冲洗：3~5 min。

（4）0.25%盐酸水溶液：几秒钟。

（5）流水冲洗：5 min。

（6）稀碳酸锂溶液：1 min。

（7）流水冲洗：5 min。

（8）80%乙醇：2 min。

（9）95%乙醇：2 min。

（10）EA-50：5 min。

（11）95%乙醇：2 min。

（12）95%乙醇：2 min。

（13）无水乙醇：2 min。

（14）二甲苯：3 min。

（15）二甲苯：3 min。

（16）中性树脂胶封固。

（三）染色效果

染色后，胞核蓝色，底层、中层细胞胞浆蓝色，表层角化细胞呈粉红色。

（四）说明

苏木素染液及EA-50染液，可视具体情况，如染料配制时间长短、配制季节等来确定染色的时间。

三、染色要求

阴道细胞涂片的染色很重要，染色的好坏直接关系到阅片的质量。染色要达到以下三个要求：

（1）核的结构要清晰，此是诊断癌细胞的重要依据。

（2）细胞浆和核的分色较好。

（3）透明，目的是使细胞的厚度和细胞的重叠不影响镜检。

四、注意事项

结合以上三个染色要求，我们浅谈一下本检验室的染色体会。我们认为，操作时要注意以下几点：

（1）苏木素每天使用前最好过滤，否则片子上易有苏木素沉渣，影响阅片质量。另外苏木素染色较淡时可适量加一些原液。以上两种苏木素配方在两种染色方法中均可使用。

（2）稀盐酸脱色操作必须敏捷，否则苏木素染色可能全部褪去。

（3）EA-36染液通常对一般的宫颈涂片染色较好，但是新柏氏TCT的染色最好用EA-50染液。因为EA-50染液染色比较亮丽，彩图效果会好些。另外，EA-50中亮绿、伊红的量也不是一成不变的，可根据染料的质量、纯度做出适当的调整。每次配试剂最好试染一次，直到染色达到最佳效果为止。

（4）封片前应将涂片和细胞内的水分除尽，如涂片上含有水分，涂片表面呈云雾状，显微镜下可见微小水滴，细胞结构模糊不清。当空气比较潮湿时，涂片在封固前必须保持干燥。

图谱

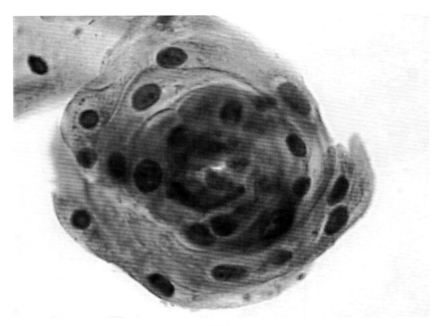

图1

鳞状上皮细胞珠。×400

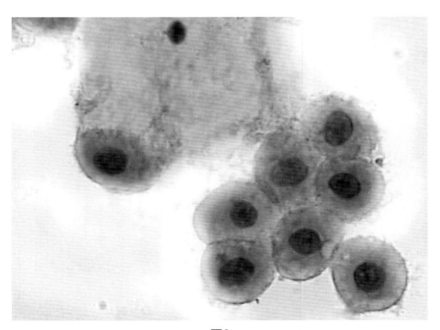

图2

内底层细胞，蓝染，核浆比1∶1。×400

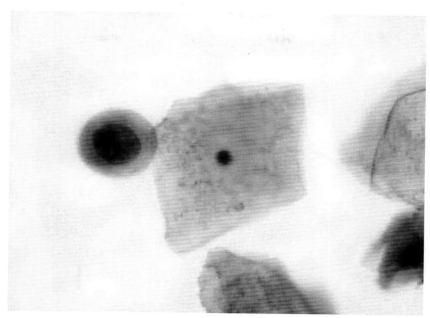

图3

左侧为内底层细胞，右侧为致密核表层细胞。×400

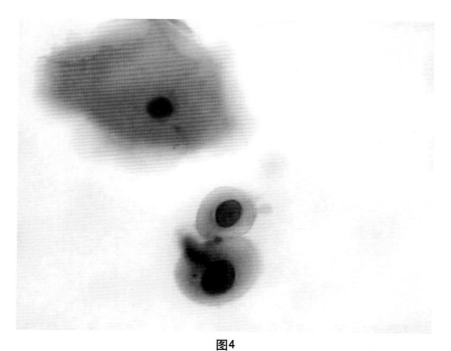

图4

红染大方块形为1个致密核表层细胞，其下方为1个内底层细胞和1个外底层细胞。×400

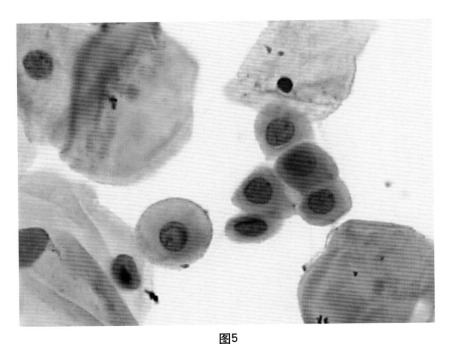

图5

中间为5个内底层细胞，其左侧为1个外底层细胞。 ×400

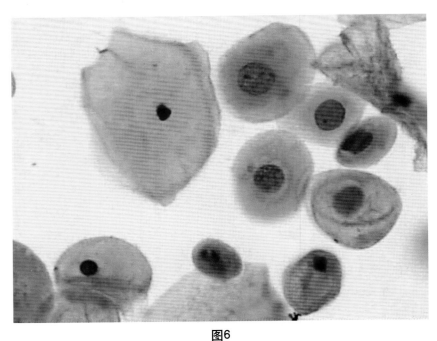

图6

中层细胞蓝染，核稍大，胞浆较丰富，左上方红染者为致密核表层细胞。
×400

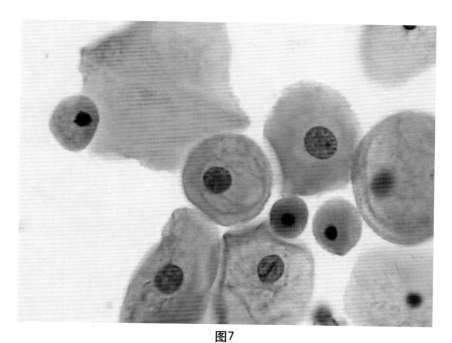

图7

蓝染者分别为外底层、中层及疏松核表层细胞，红染者为过度角化表层细胞。
×400

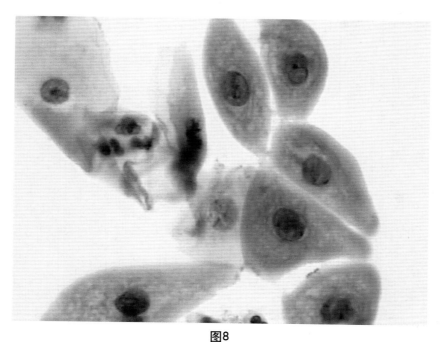

图8

一群中层细胞，蓝染，胞浆丰富、舟状。×400

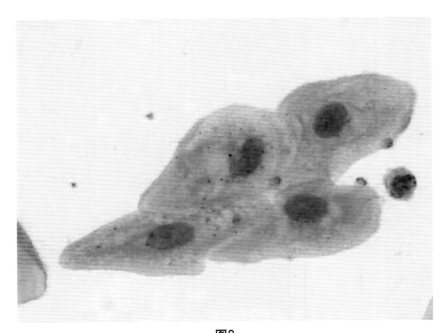

图9

4个中层细胞，蓝染，胞浆丰富、舟状。×400

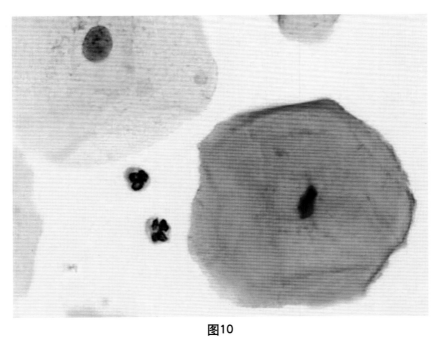

图10

蓝染者为疏松核表层细胞，红染者为致密核表层细胞。×400

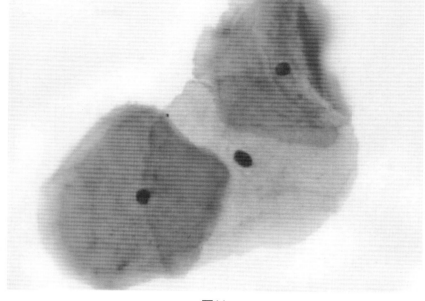

图11

2个红染致密核表层细胞，中间蓝染表层细胞，细胞核已开始变致密，胞浆尚未红染。×400

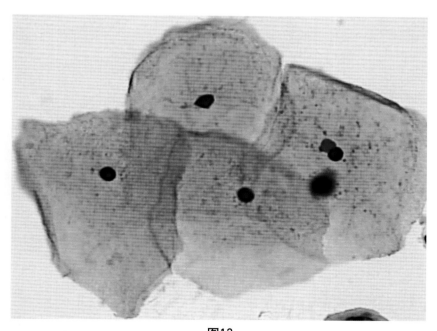

图12

致密核表层细胞，胞浆内布满角化颗粒。×400

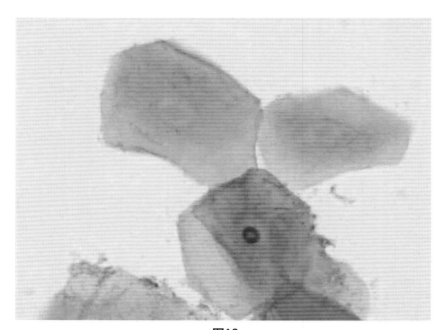

图13

上方为2个完全角化（过度角化）表层细胞，核消失，仅留核影。×400

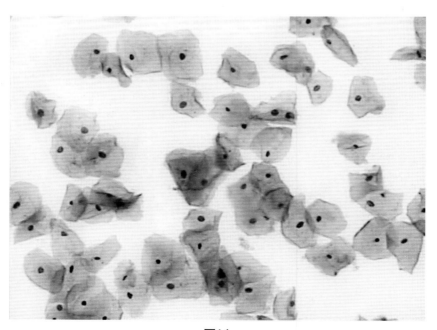

图14

卵泡期细胞改变，以蓝染表层细胞为主。×100

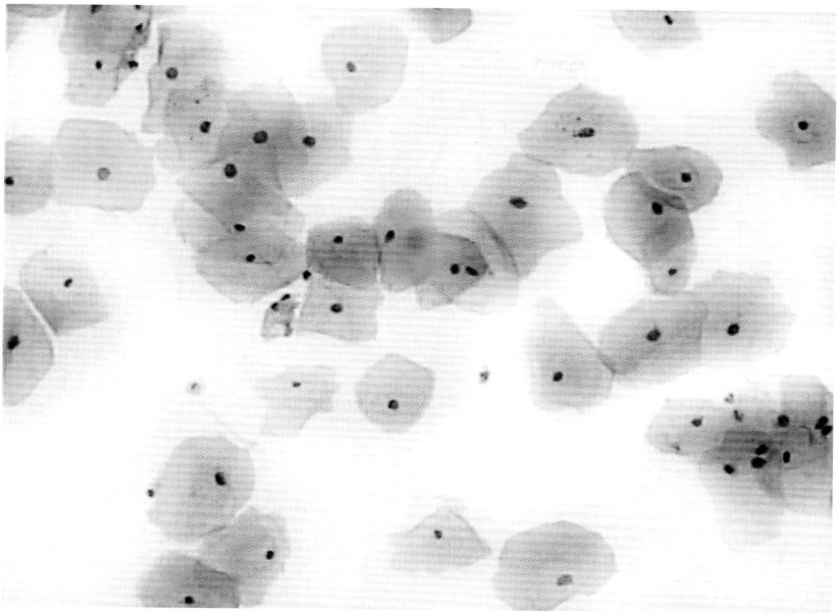

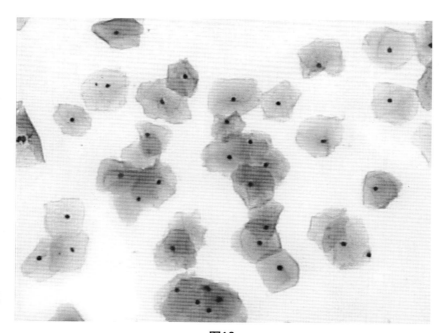

图15

排卵前期细胞改变，多为蓝染表层细胞，开始出现红染表层细胞。×100

图16

排卵期细胞改变，大量红染致密核表层细胞，平铺、稀排，状如"满地桃花"。×100

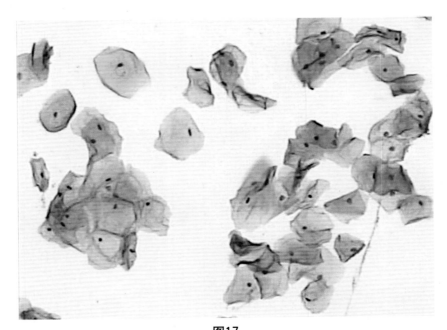

图17

排卵后期细胞改变，红染细胞减少，蓝染细胞增多，开始出现细胞拥挤。×100

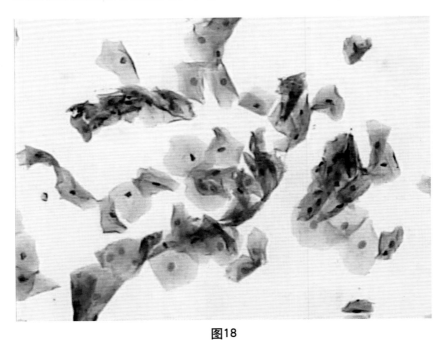

图18

黄体期细胞改变，几乎全为蓝染表层细胞，出现"堆、皱、褶"，状如"秋风扫落叶"。×100

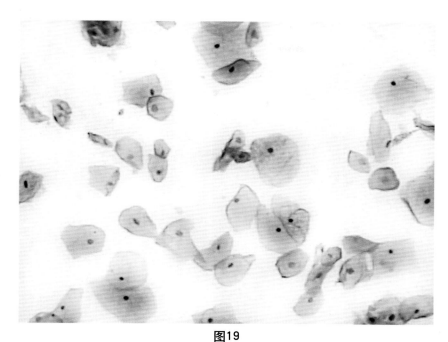

图19

绝经过渡期改变，雌激素水平开始低落，以蓝染中表层细胞为主。×100

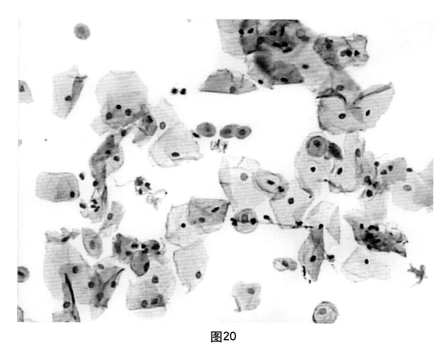

图20

绝经过渡期改变，雌激素水平进一步低落，开始出现底层细胞。×100

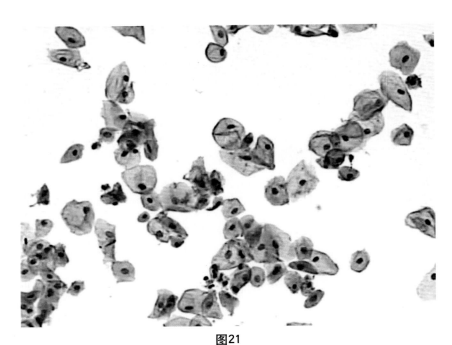

图21

绝经后期改变，雌激素水平低落，出现大量底层细胞。×100

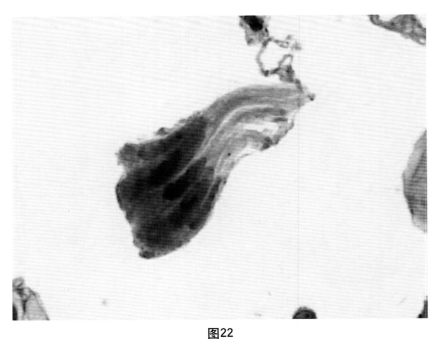

图22

栅栏状排列宫颈柱状上皮细胞，顶端有纤毛。×400

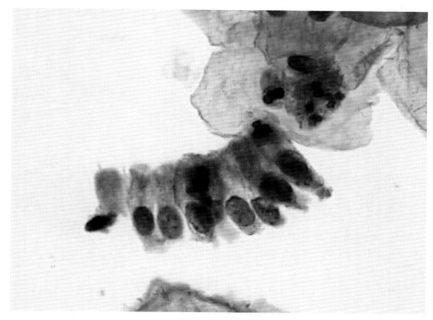

图23

一排宫颈柱状上皮细胞，核位于底部。×400

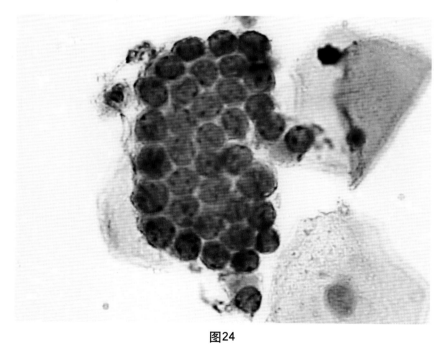

图24

蜂窝状排列之宫颈柱状上皮细胞。×400

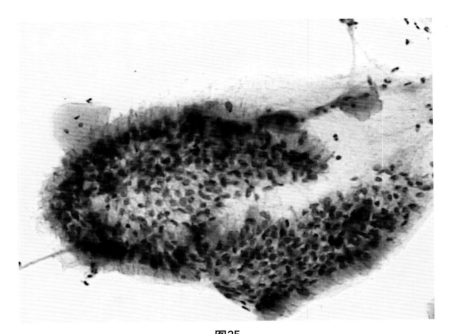

图25

一丛宫颈柱状上皮细胞，核位于基底部，顶端有纤毛。×200

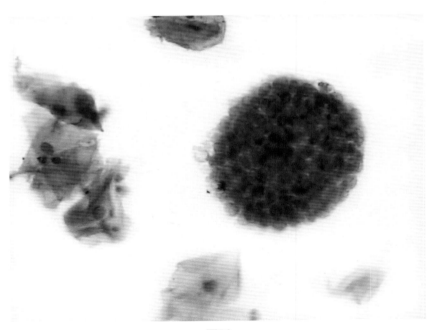

图26

子宫内膜基质球。×200

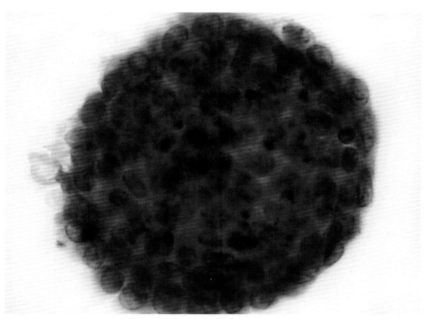

图27

子宫内膜基质球。×400

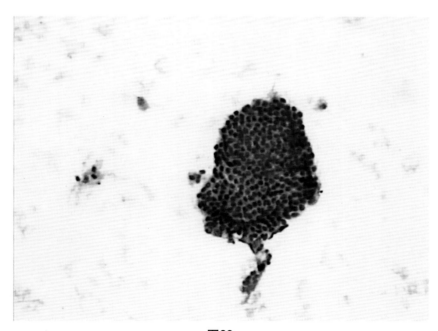

图28

一堆子宫内膜细胞，细胞排列紧密，蓝染，胞浆保存尚好，小于宫颈内膜细胞。×100

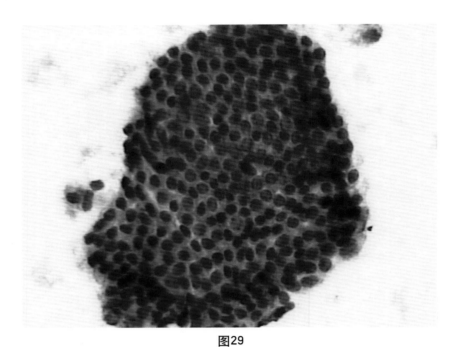

图29

一堆保存完好的子宫内膜细胞。×200

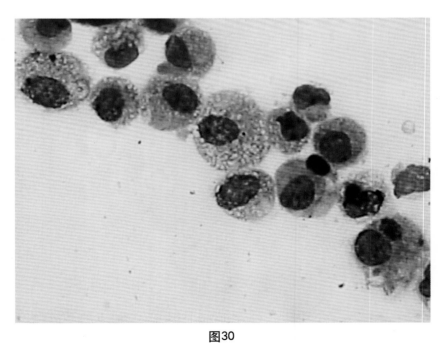

图30

一群小型组织细胞，胞浆蓝染，泡沫状，核偏心。×400

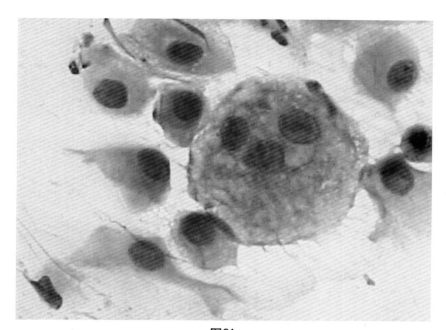

图31

1个巨型组织细胞，多核，胞浆蓝染，有空泡。×400

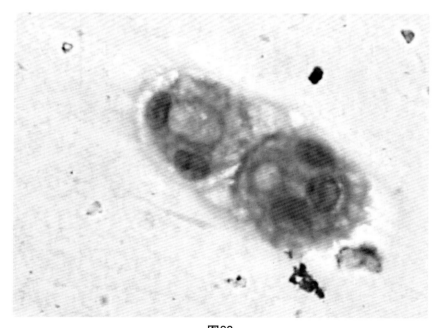

图32

2个巨型组织细胞，胞浆边缘不规则，有空泡，多核。×400

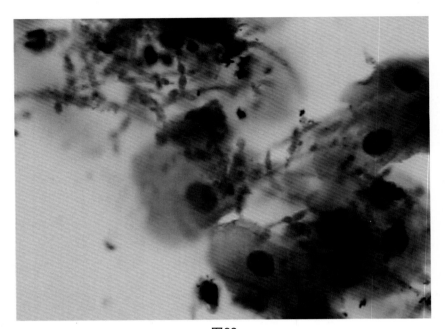

图33

大量染成紫红色的念珠菌菌丝和芽孢。×400

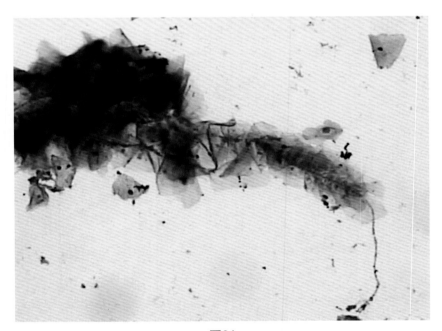

图34

念珠菌菌丝把上皮细胞串成"缗钱状"，是典型的念珠菌引起的炎症改变。×100

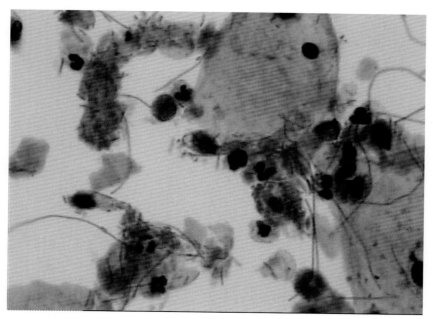

图35

大量念珠菌菌丝和"缗钱状"细胞串。×400

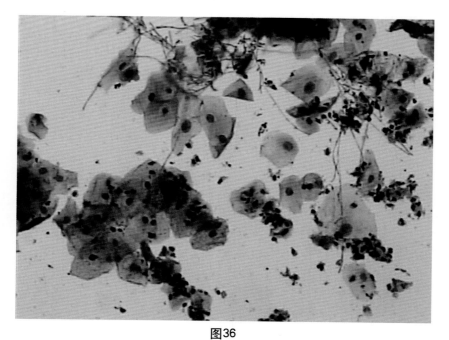

图36

呈"藤蔓状"排列的念珠菌菌丝。×100

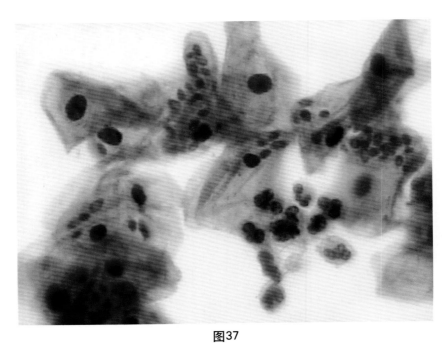

图37

被染成紫红色的念珠菌芽孢。×400

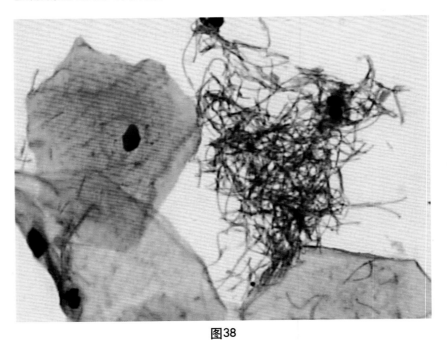

图38

一丛念珠菌菌丝编织成"鸟巢状"。×400

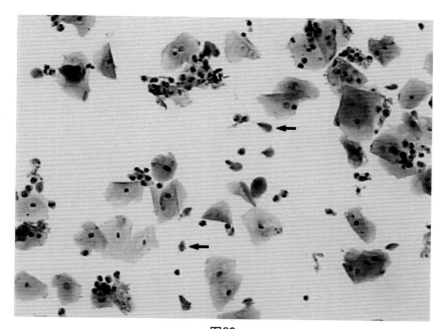

图39

滴虫性阴道炎，箭头所指为染成淡蓝色的滴虫，背景有大量白细胞。×100

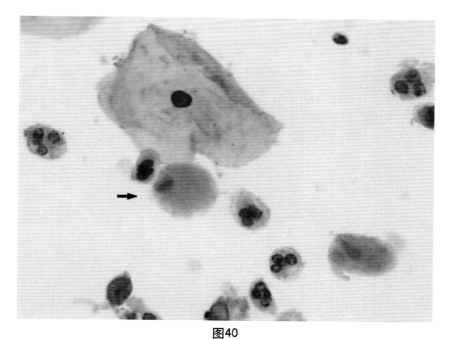

图40

箭头所指为染淡蓝色的滴虫，隐约可见核与鞭毛，其两侧为多核白细胞。×400

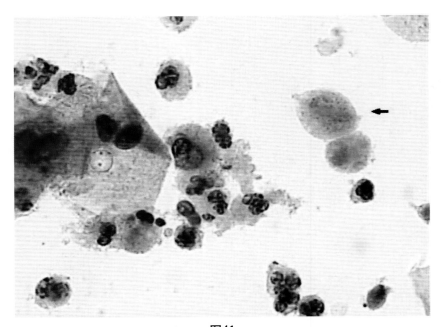

图41

箭头所指为2个染淡蓝色的滴虫，其下方为多核白细胞。×400

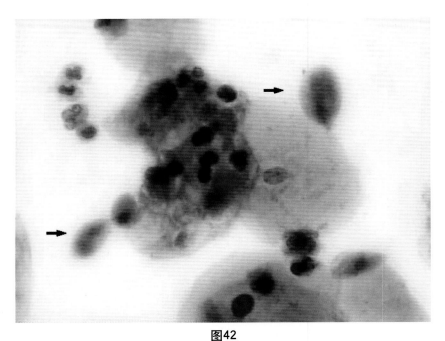

图42

图中箭头所指为2个染淡蓝色的滴虫，核隐约可见。×400

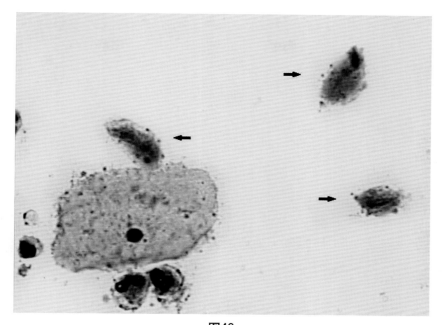

图43

图中箭头所指为3个滴虫，长圆形，两端稍尖，染淡蓝色，核隐约可见。×400

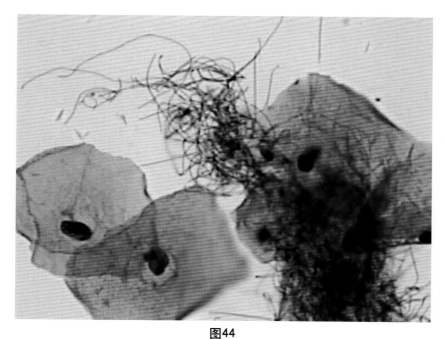

图44

纤毛菌，互相盘绕状如发丝，比念珠菌菌丝纤细。×400

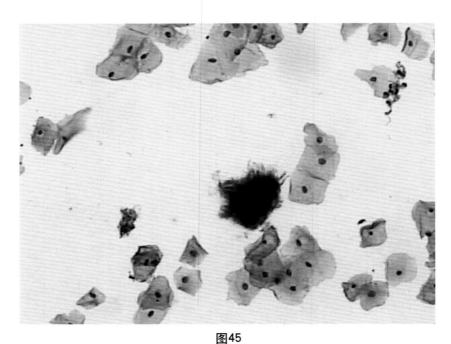

图45

放线菌，染蓝色，状如棉絮或驼毛。×100

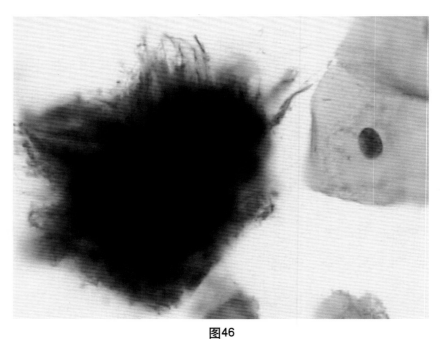

图46

放线菌，染蓝色，四周之菌丝呈放射状排列。×400

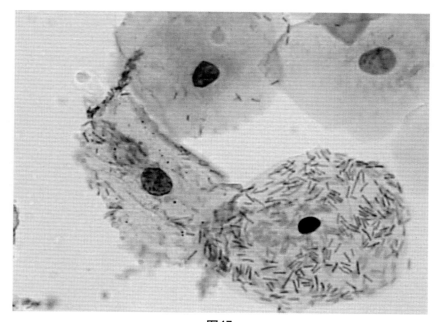

图47

阴道杆菌，呈棒状，TCT制片大多附着在细胞表面。×400

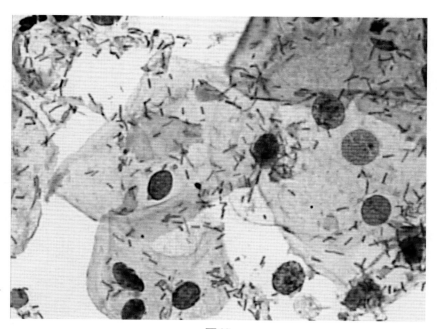

图48

图中分布大量棒状阴道杆菌。×400

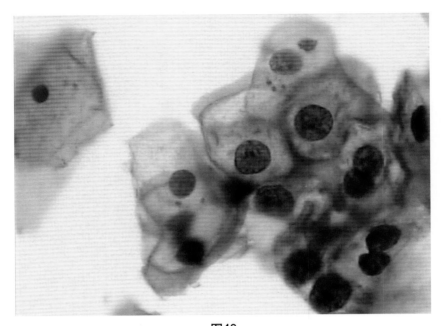

图49

感染人乳头瘤病毒的凹空细胞，细胞核周围形成大空泡。×400

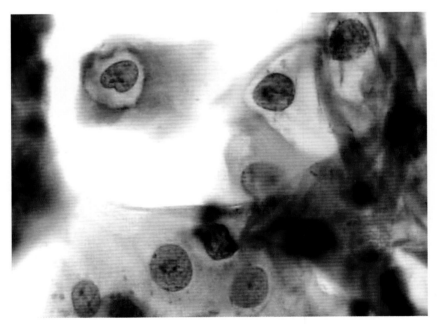

图50

感染人乳头瘤病毒的细胞改变。×400

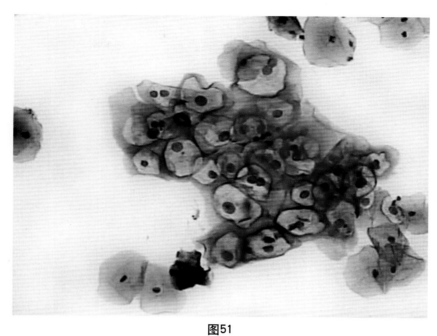

图51

感染人乳头瘤病毒的细胞改变。×100

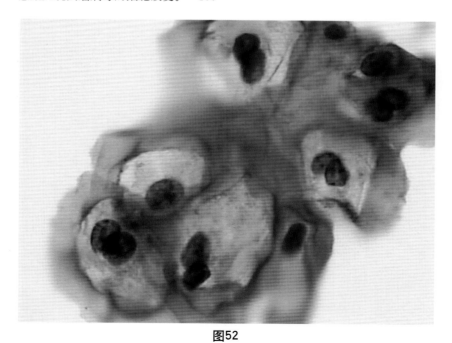

图52

感染人乳头瘤病毒的细胞改变。×400

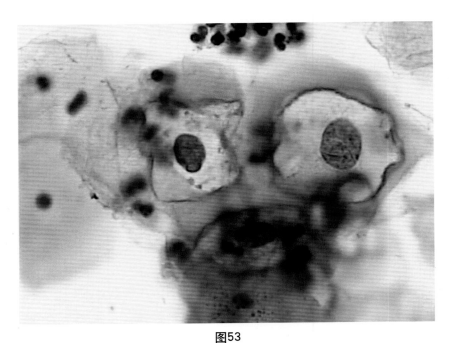

图53

感染人乳头瘤病毒的细胞改变。×400

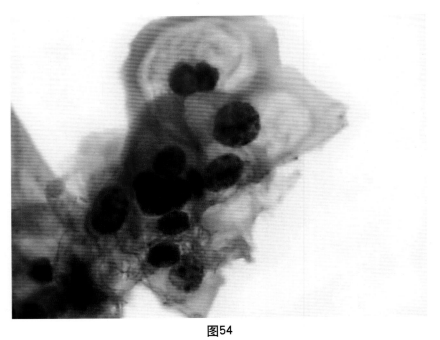

图54

感染人乳头瘤病毒的细胞改变。×400

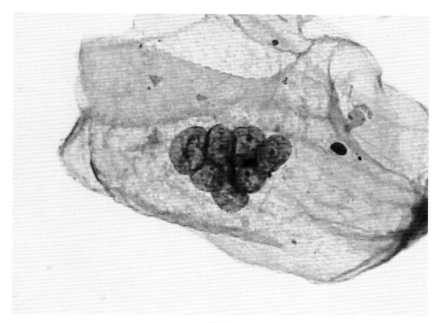

图55

疱疹病毒感染，细胞增大，多核，核呈半透明毛玻璃状。×400

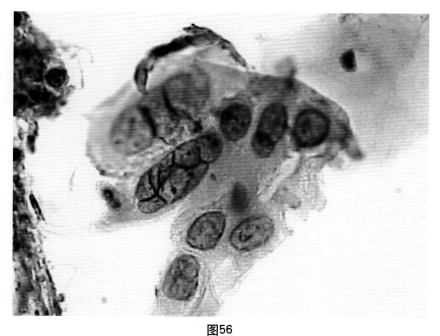

图56

疱疹病毒感染，多核，核互相拥挤但很少重叠。×400

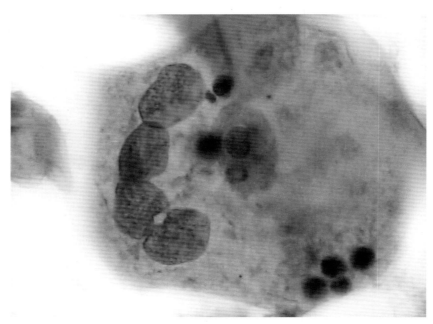

图57

疱疹病毒感染。×400

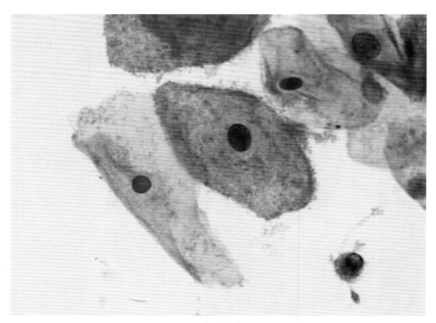

图58

细菌性阴道病之线索细胞，细胞边缘附着大量球杆菌，状如线索，背景干净。
×400

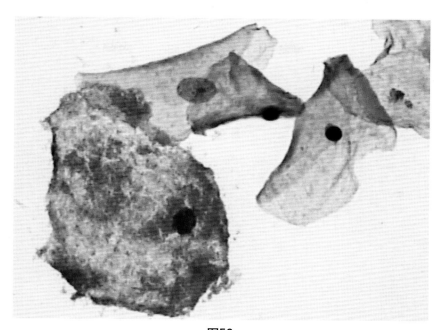

图59

细菌性阴道病之细胞改变,细胞表面有大量球杆菌附着。×400

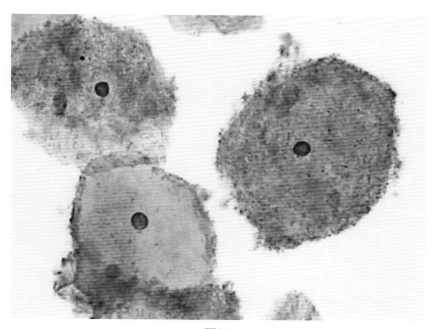

图60

典型的线索细胞。×400

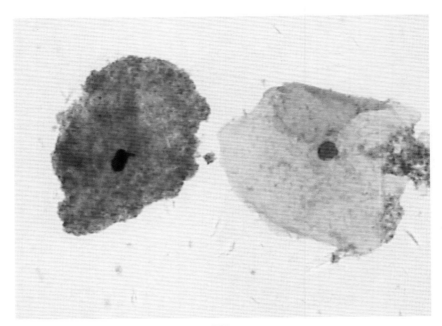

图61

上皮细胞表面黏附大量球杆菌，符合细菌性阴道病改变。×400

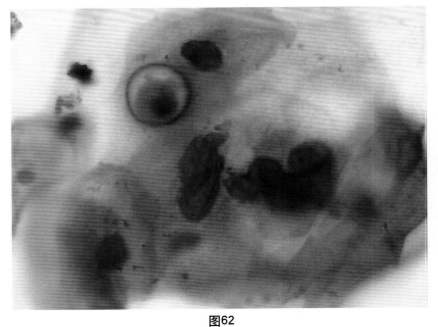

图62

衣原体感染，一表层细胞中出现衣原体包涵体，呈空泡状。×400

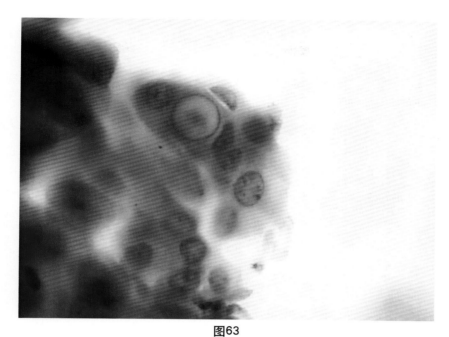

图63

衣原体感染，胞浆中出现衣原体包涵体，呈空泡状。×400

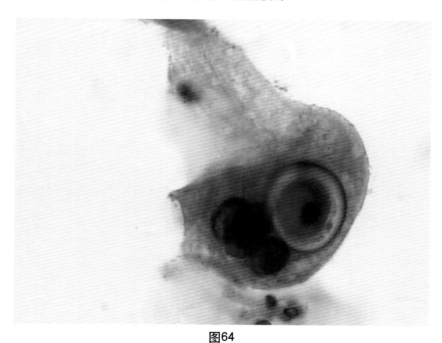

图64

衣原体感染，表层细胞多核，胞浆中出现衣原体包涵体。×400

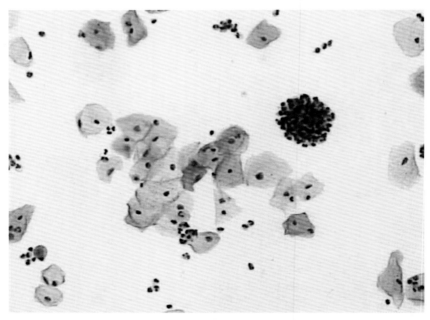

图65

炎症反应性改变，一表层细胞表面附着大量白细胞，呈典型"蚂蚁啃骨头"的图像。×100

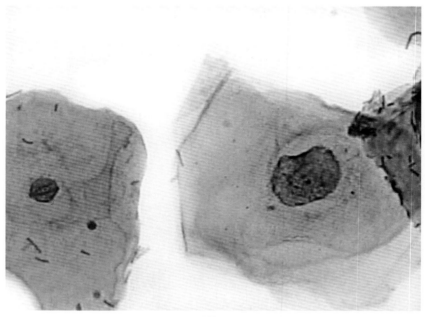

图66

炎症反应性改变，右侧表层细胞核增大，有核周晕。×400

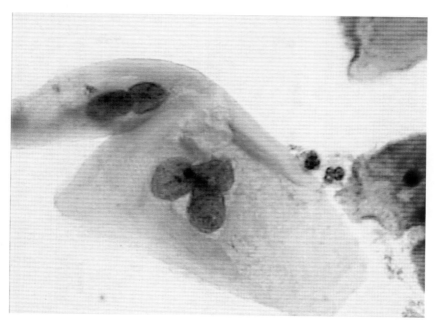

图67

炎症反应性改变，细胞呈多核改变。×400

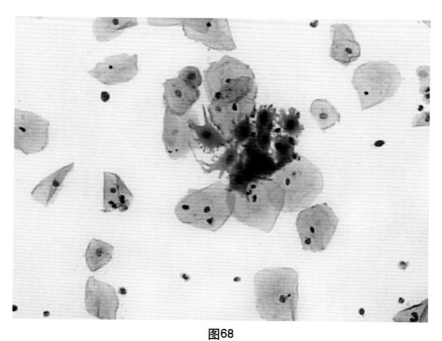

图68

炎症反应性改变，一群化生细胞。×100

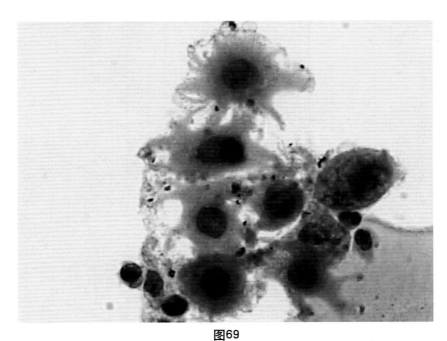

图69

炎症反应性改变，呈蜘蛛状改变之化生细胞。×400

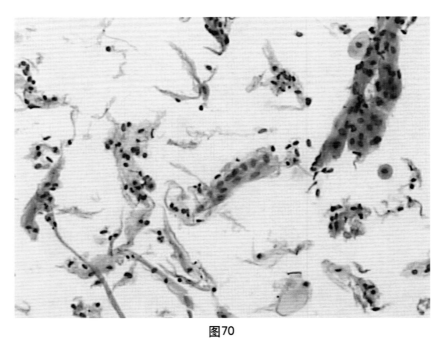

图70

萎缩性改变，细胞有自溶现象，多量炎症渗出物。×100

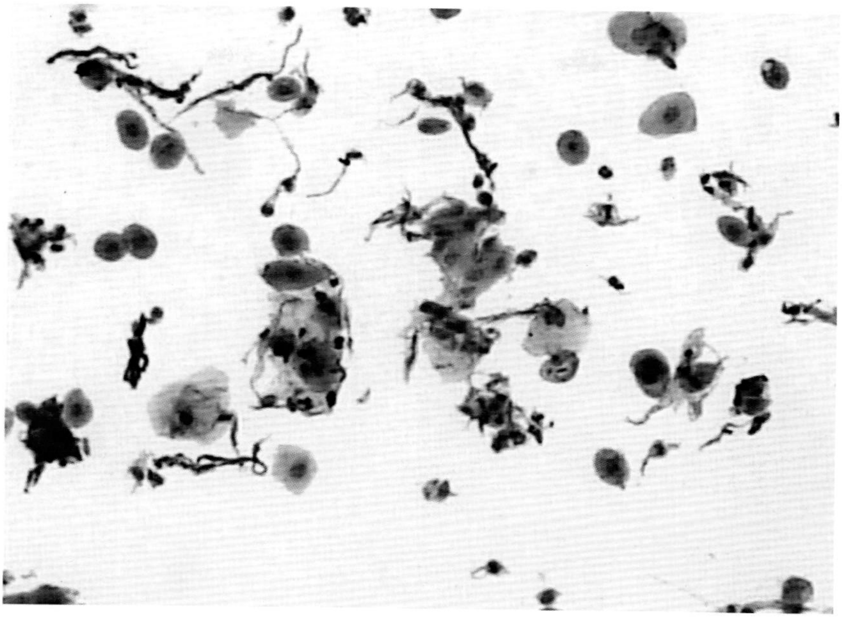

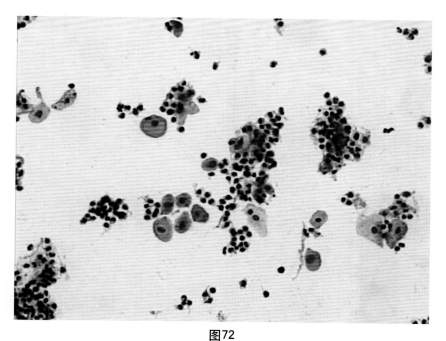

图71

萎缩性改变，无定形之嗜蓝物，伴大量底层细胞。×100

图72

萎缩性改变，成群的淋巴细胞和底层细胞，有2个红染角化不全细胞。×100

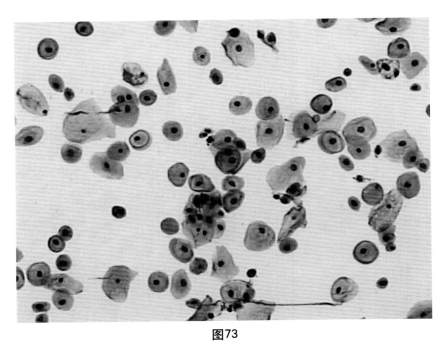

图73

萎缩性改变，大量底层细胞，出现红染的底层细胞，核固缩。×100

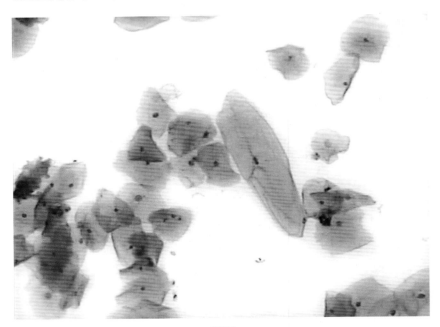

图74

放疗反应性改变，图中1个表层细胞明显增大。×100

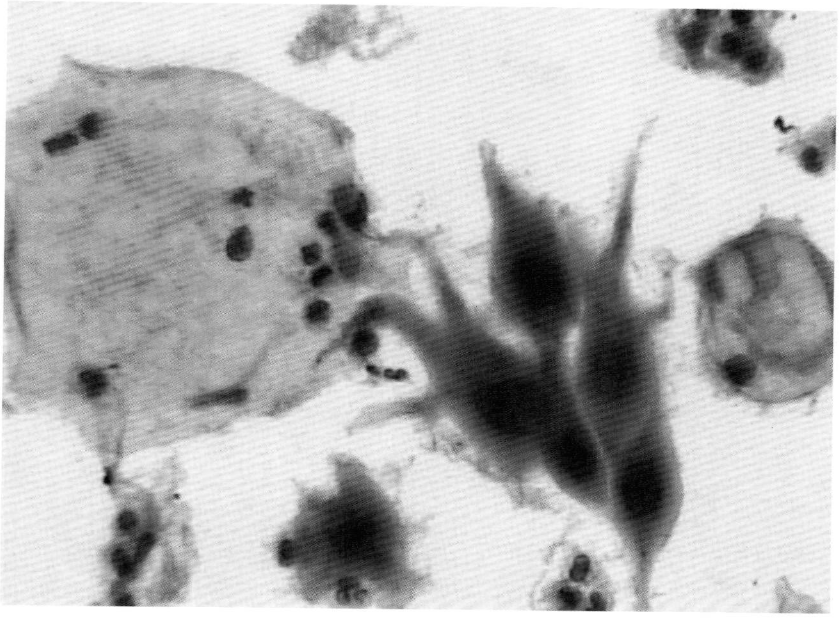

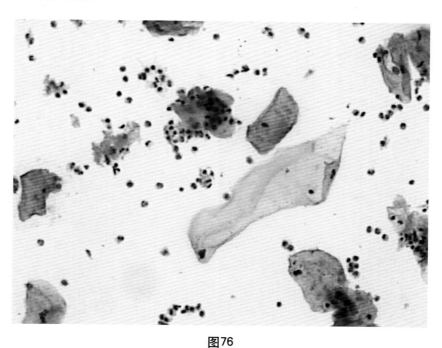

图75

放疗反应性改变，左侧1个巨大细胞，中间为变形的细胞，右侧1个蓝染细胞，胞浆内大空泡。×200

图76

放疗反应性改变，细胞溶解退变，中间1个巨型表层细胞。×100

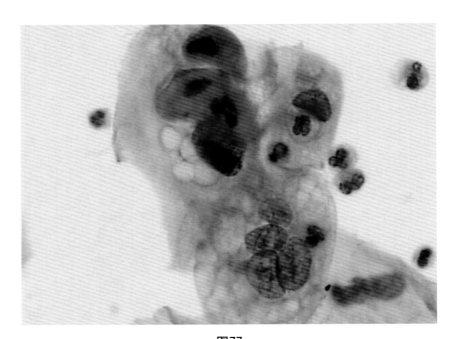

图77

放疗反应性改变，细胞增大，核增多，退变，胞浆内大量空泡。×400

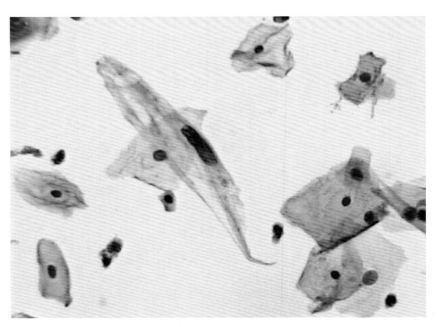

图78

放疗反应性改变，细胞增大，核浓染。×200

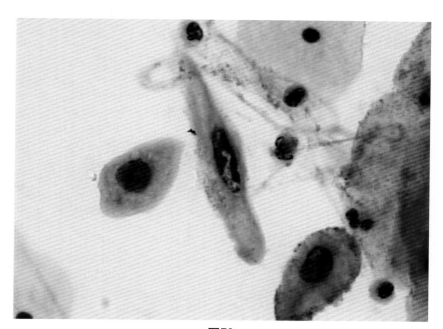

图79

无明确诊断意义的不典型鳞状上皮细胞。×400

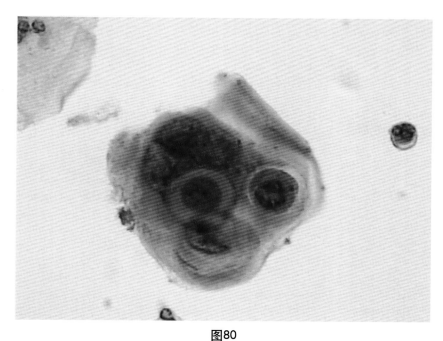

图80

无明确诊断意义的不典型鳞状上皮细胞。×400

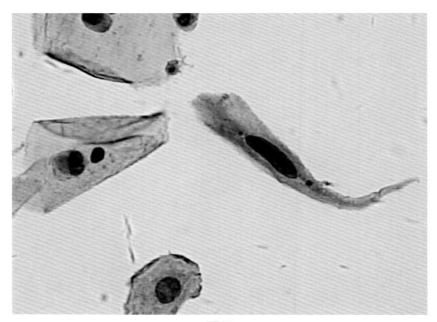

图81

无明确诊断意义的不典型鳞状上皮细胞。×400

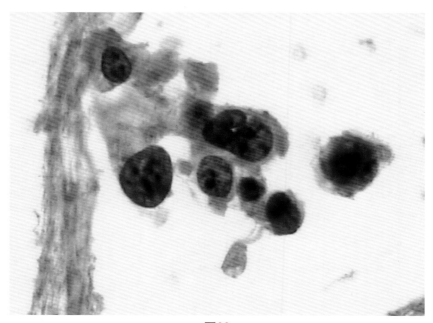

图82

不典型鳞状上皮，不除外高度鳞状上皮内病变。×400

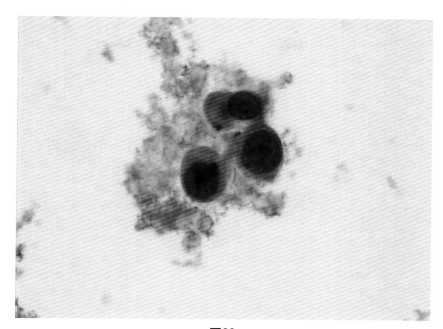

图83

不典型鳞状上皮，不除外高度鳞状上皮内病变。×400

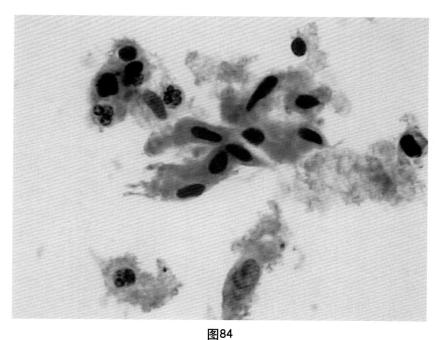

图84

不典型鳞状上皮，不除外高度鳞状上皮内病变。×400

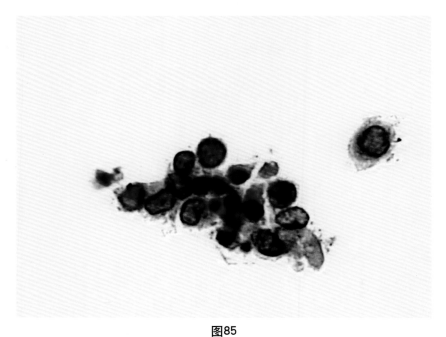

图85

不典型鳞状上皮，不除外高度鳞状上皮内病变。×400

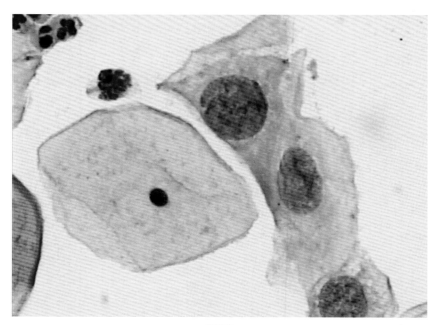

图86

低度鳞状上皮内病变，表层细胞核增大，染色不深，胞浆丰富。×400

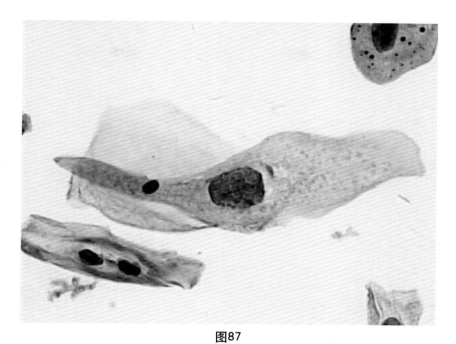

图87

低度鳞状上皮内病变。×400

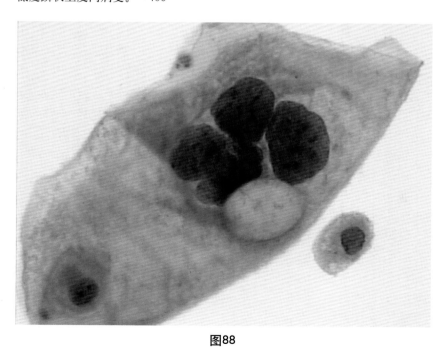

图88

低度鳞状上皮内病变。×400

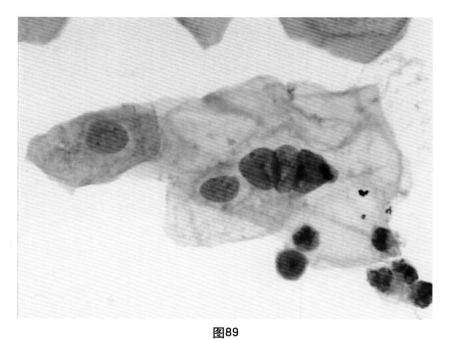

图89

低度鳞状上皮内病变。×400

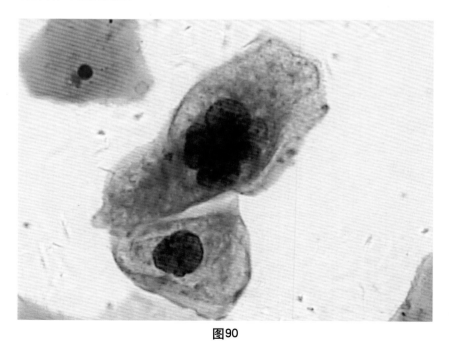

图90

低度鳞状上皮内病变。×400

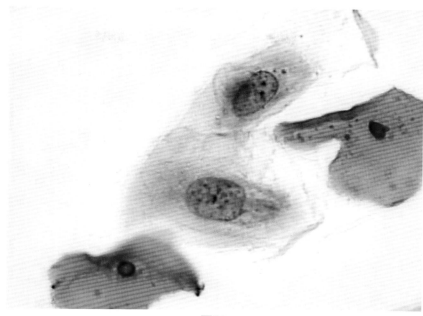

图91

低度鳞状上皮内病变。×400

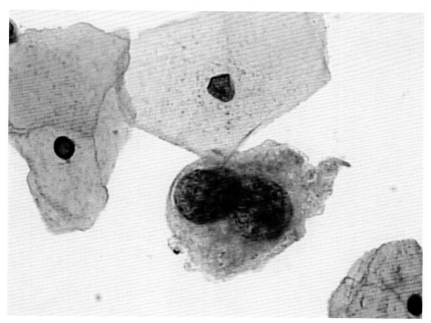

图92

低度鳞状上皮内病变。×400

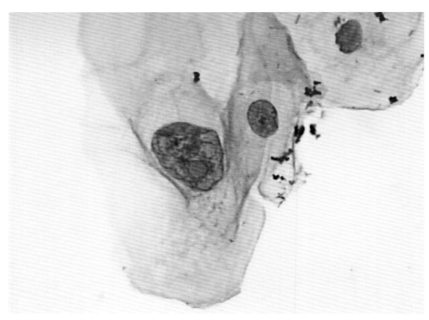

图93

低度鳞状上皮内病变。×400

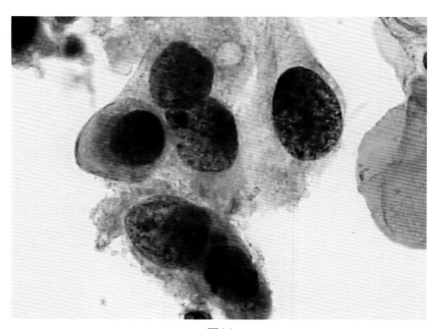

图94

高度鳞状上皮内病变（相当于宫颈上皮内瘤变Ⅱ级），细胞核增大，核深染，染色质较细，胞浆尚丰富。×400

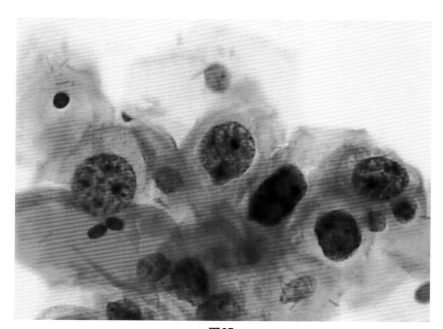

图95

高度鳞状上皮内病变（相当于宫颈上皮内瘤变Ⅱ级）。×400

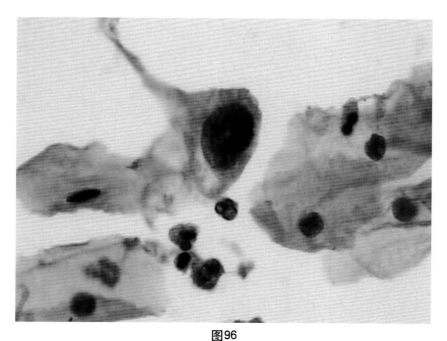

图96

高度鳞状上皮内病变（相当于宫颈上皮内瘤变Ⅱ级）。×400

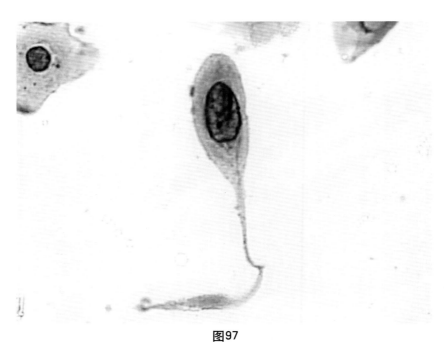

图97

高度鳞状上皮内病变（相当于宫颈上皮内瘤变Ⅱ级）。×400

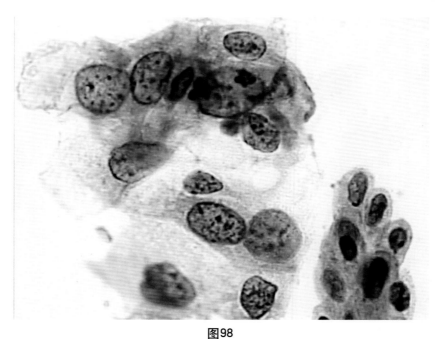

图98

高度鳞状上皮内病变（相当于宫颈上皮内瘤变Ⅱ级）。×400

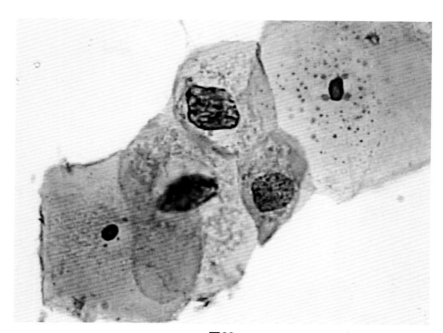

图99

高度鳞状上皮内病变（相当于宫颈上皮内瘤变Ⅱ级）。×400

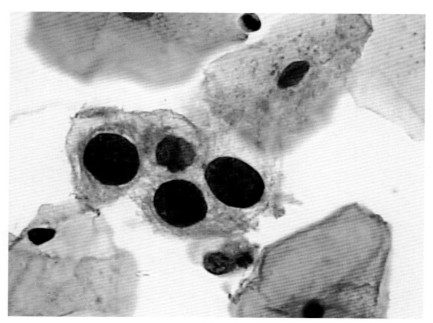

图100

高度鳞状上皮内病变（相当于宫颈上皮内瘤变Ⅲ级），细胞核明显增大，深染，染色质稍粗糙，胞浆尚丰富。×400

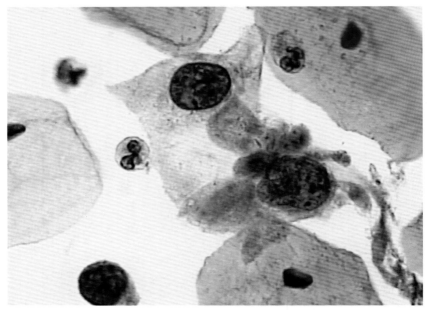

图101

高度鳞状上皮内病变（相当于宫颈上皮内瘤变Ⅲ级），左下角为一底层细胞，核大，深染，胞浆减少。×400

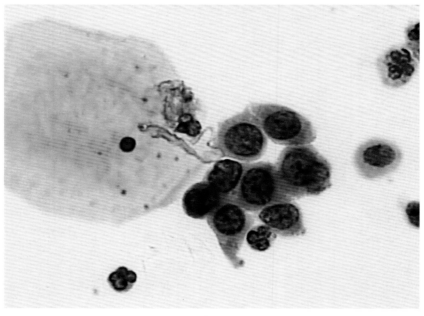

图102

高度鳞状上皮内病变（相当于宫颈上皮内瘤变Ⅲ级）。×400

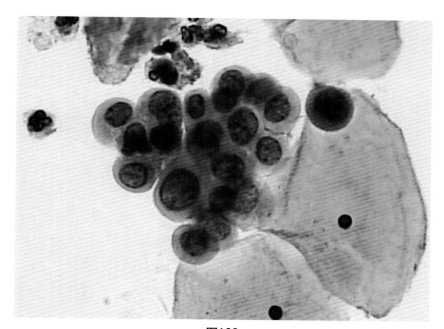

图103

高度鳞状上皮内病变（相当于宫颈上皮内瘤变Ⅲ级）。×400

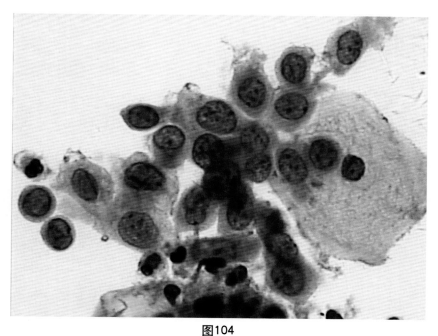

图104

高度鳞状上皮内病变（相当于宫颈上皮内瘤变Ⅲ级）。×400

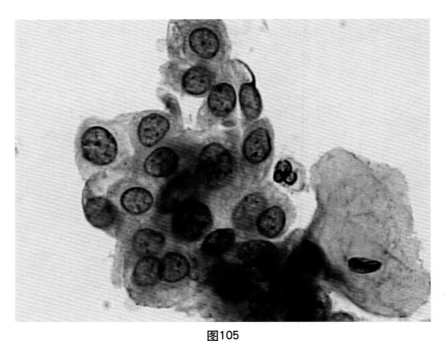

图105

高度鳞状上皮内病变（相当于宫颈上皮内瘤变Ⅲ级）。×400

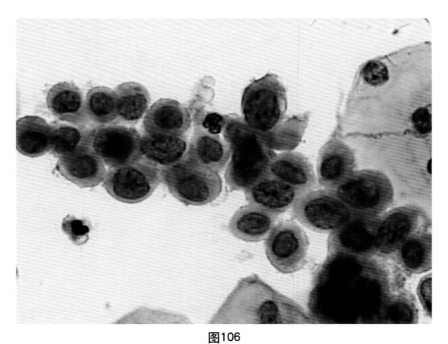

图106

高度鳞状上皮内病变（相当于宫颈上皮内瘤变Ⅲ级）。×400

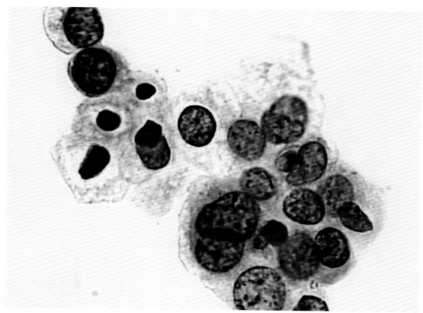

图107

鳞癌，小圆细胞癌，细胞浆减少，核浆比明显增大，核深染，染色质颗粒粗大。×400

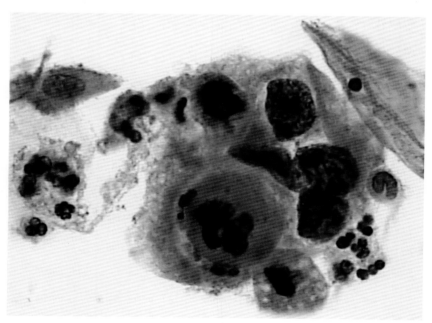

图108

鳞癌，细胞核增大，深染，染色质颗粒粗。×400

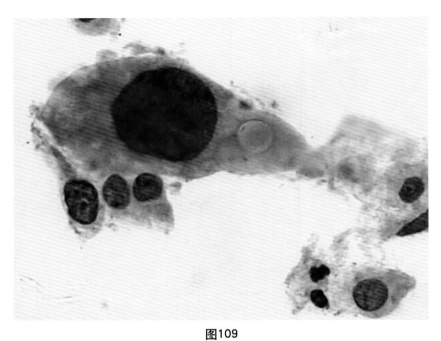

图109

鳞癌，巨大的鳞癌细胞。×400

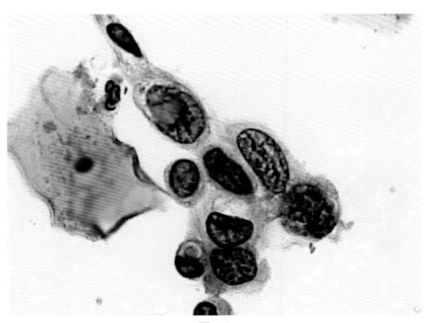

图110

鳞癌，一群小圆细胞癌。×400

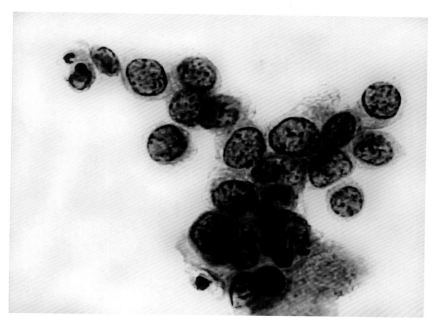

图111

鳞癌，小圆细胞癌。×400

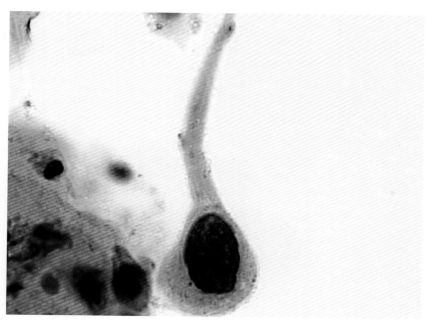

图112

蝌蚪状癌细胞。×400

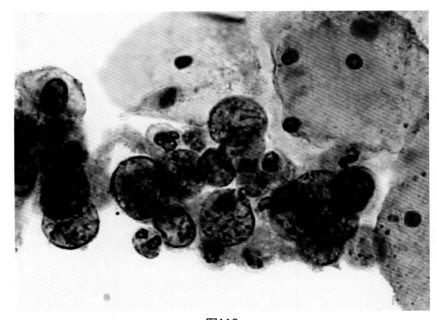

图113

鳞癌，细胞核明显增大，深染，染色质颗粒粗。×400

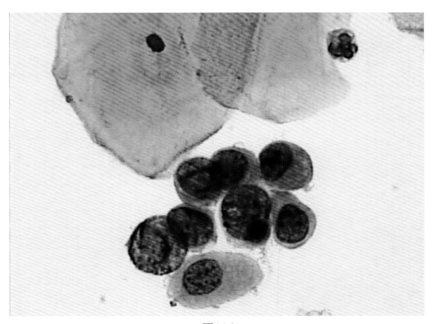

图114

小圆细胞癌。×400

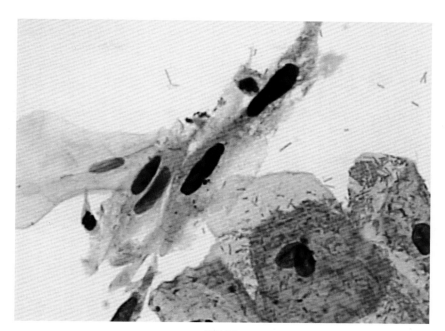

图115

纤维状癌细胞，细胞呈纤维状，核深染如煤块。×400

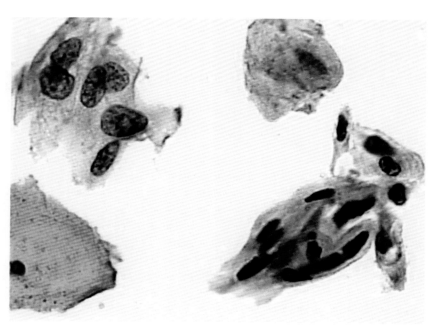

图116

纤维状癌细胞。×400

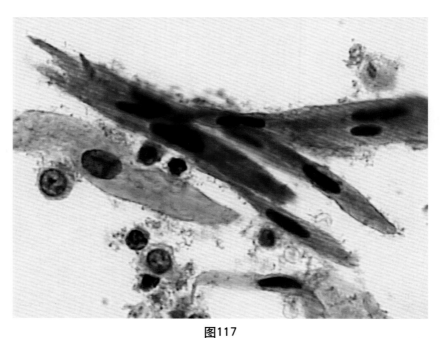

图117

角化鳞癌，一群纤维状红染的癌细胞，核深染如煤块。×400

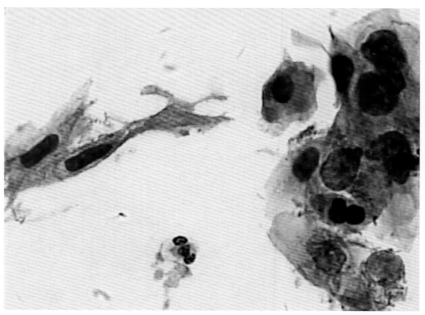

图118

角化鳞癌。×400

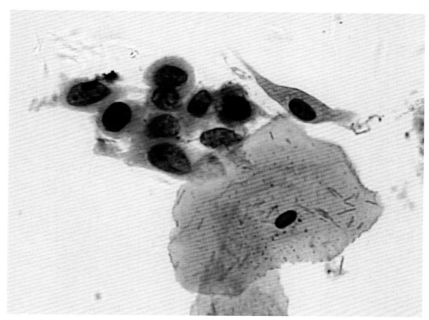

图119

角化鳞癌。×400

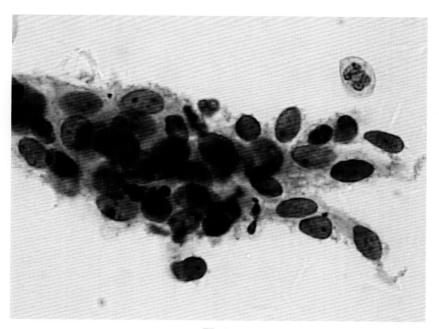

图120

不典型腺上皮细胞。×400

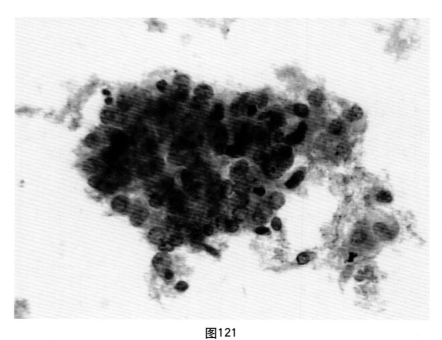

图121

不典型腺上皮细胞。×400

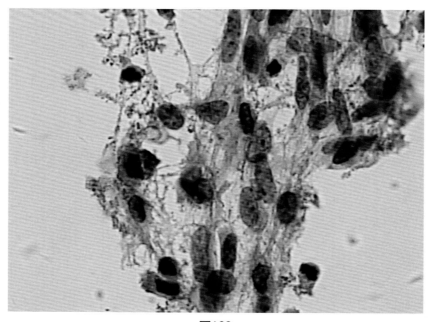

图122

不典型腺上皮细胞。×400

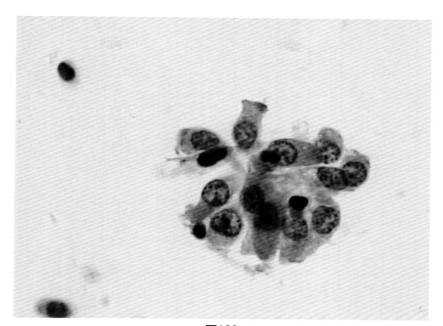

图123

呈花瓣状排列的腺原位癌细胞，核增大、深染，可见核仁。×400

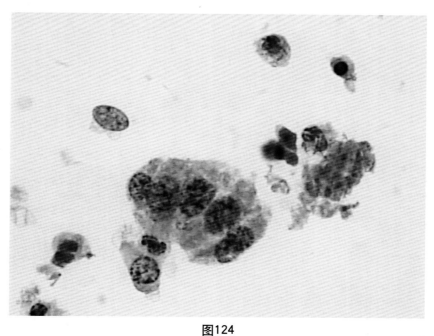

图124

呈栅栏状排列的腺原位癌细胞，核增大深染，有核分裂，细小核仁。×400

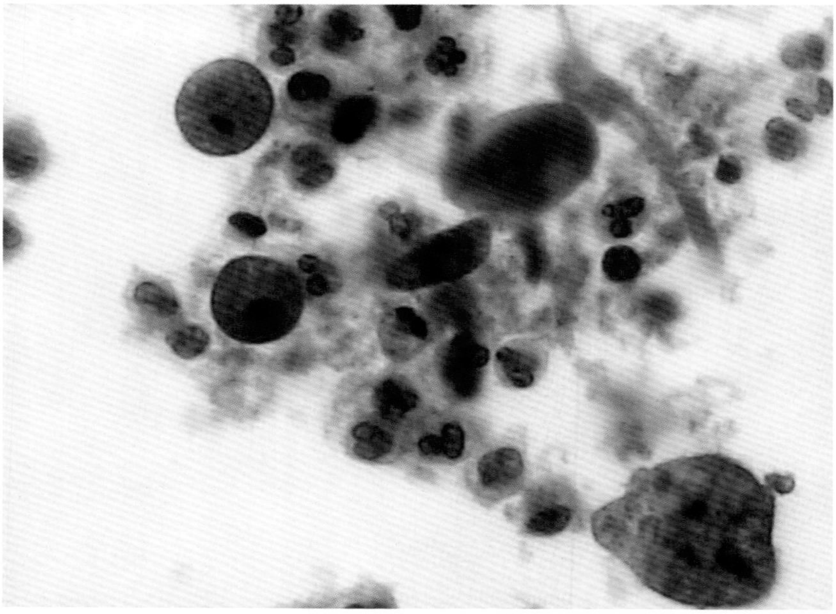

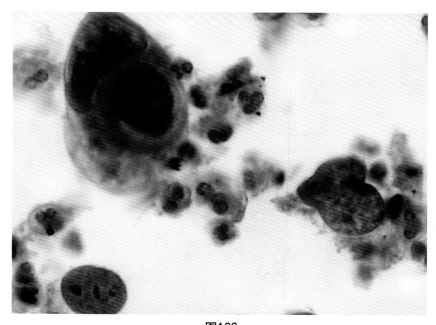

图125

宫颈腺癌细胞，核膜增厚，核仁明显。×400

图126

巨大宫颈腺癌细胞，核膜增厚，核仁明显。×400

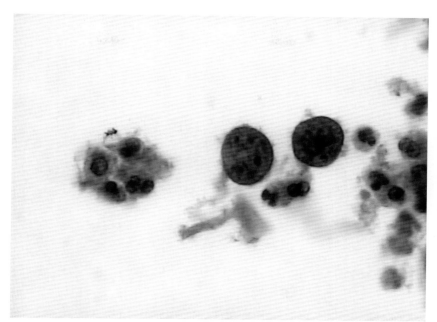

图127

宫颈腺癌细胞。×400

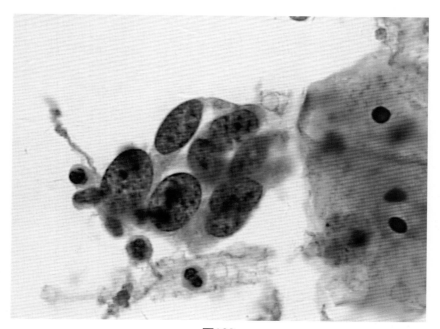

图128

宫颈腺癌细胞。×400

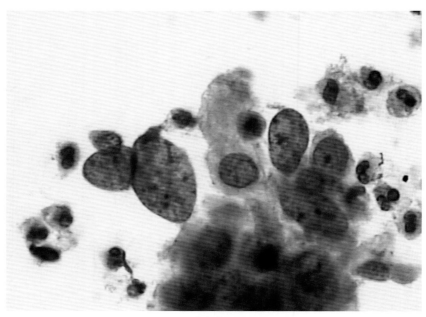

图129

宫颈腺癌细胞。×400

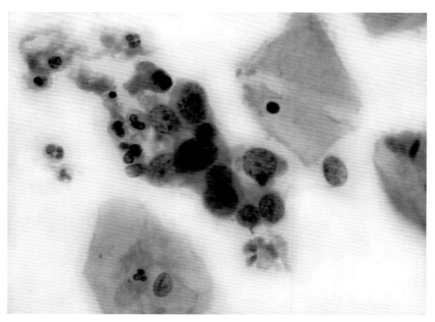

图130

子宫内膜腺癌细胞，成堆出现，核膜厚，核仁增多，细胞核小于宫颈腺癌细胞。×400

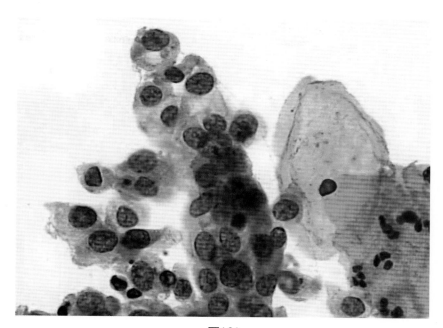

图131

子宫内膜腺癌细胞，核增大，核膜厚，核仁增多，胞浆溶解。×400

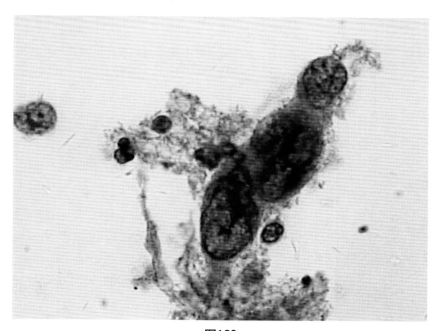

图132

子宫内膜腺癌细胞，核增大明显，核仁增多。×400

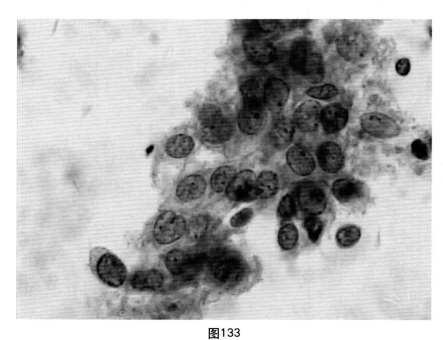

图133

子宫内膜腺癌细胞。×400

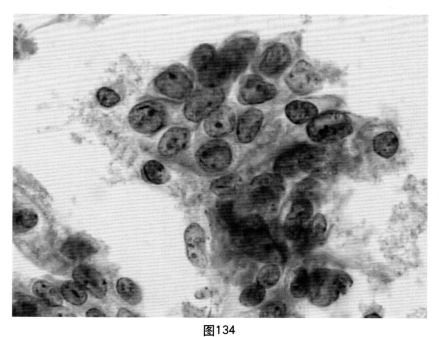

图134

一群子宫内膜腺癌细胞。×400